Hans Georg Brecklinghaus

Handbuch für STRUKTURELLE INTEGRATION

Band 4

PARADIGMA UND PRÄMISSEN

DIE ARBEITSSTRATEGIE UND IHRE REGELN

DIE SERIE VON ZEHN GRUNDSITZUNGEN

DR. IDA P. ROLF

Lebenshaus Verlag

ISBN: 978-3-9823709-4-1

Lebenshaus Verlag, Freiburg i. Br.
Herstellung: BoD - Books on Demand, Norderstedt

Foto auf Frontseite: Dr. Ida Rolf 1916

ÜBER DEN AUTOR

Hans Georg Brecklinghaus (Dipl.Päd.)

Certified Advanced Rolfer® und Rolf Movement™ Practitioner. Praktiziert Rolfing® - Strukturelle Integration seit fast 40 Jahren in eigener Praxis in Freiburg i.Br. und Karlsruhe. Zusatzausbildungen in Craniosacraler Therapie, Viszeraler Manipulation und Fortbildung in Somatic Experiencing (Trauma - Arbeit nach Dr. Peter Levine). Langjährige Lehrtätigkeit. Autor verschiedener Aufsätze in Fachzeitschriften und mehrerer Bücher.

Anschrift:
Stadtstraße 9 a
D - 79104 Freiburg
Tel.: 0761 / 42793
hgbreck@online.de
www.rolfing-praxis.de

Inhalt

Vorwort

Das *Handbuch für Strukturelle Integration (SI)* ist bestimmt für *Strukturelle Integratoren*, d.h. für alle Praktizierenden der Methode, die von Dr. Ida Rolf entwickelt worden ist.

Auf ca. 8 Bände angelegt, umfasst es die unterschiedlichsten Themen: das Paradigma und die Prämissen von SI; Wahrnehmen von Struktur- und Bewegungsmustern; Prinzipien, Strategien und Techniken; Berührungsqualitäten; die 10 Grundsitzungen nach Dr. Ida Rolf; Bewegungsschulung; geistig-seelische Aspekte der Arbeit und des Umgangs mit Klient(inn)en.

Bislang waren erschienen die Bände 1,2,3 und 5. Der vorliegende vierte Band umfasst folgende Themen:

- Paradigma, Prämissen und Ziele der Strukturellen Integration
- Die Arbeitsstrategie und ihre Prinzipien/Regeln
- Die Grundserie von zehn Sitzungen
- Dr. Ida Rolf, die Begründerin der Methode

Im Buch wird mehrfach auf den Band 6 hingewiesen. Dieses wird Ende 2023/Anfang 2024 erscheinen.

Das Handbuch basiert auf im Laufe von Jahrzehnten gesammelten Erfahrungen, ergänzt durch das Wissen anderer Kolleg(inn)en und durch diverse andere Quellen. Die Themen sind nicht erschöpfend abgehandelt, sicherlich finden sich auch Irrtümer. Darüber hinaus handelt es sich um eine Momentaufnahme, da sich unser Wissen und Können ständig weiterentwickeln.

Das Handbuch ist kein Lehrbuch im klassischen Sinne, sondern eine Art Arbeits- und Nachschlagebuch. Davon ist auch der inhaltliche Aufbau bestimmt. Die Themen so angeordnet, dass sie unter Benutzung der Inhaltsverzeichnisse und der Querverweise schnell auffindbar sind. Außerdem habe ich manchmal Wiederholungen in Kauf genommen, damit man nicht ständig hin und her blättern muss.

Es ist leider nicht zu vermeiden, dass mancher Begriff oder praktische Hinweis einigen Leser(inne)n zunächst unklar bleiben wird, weil das nötige Zusatzwissen in anderen Bänden enthalten ist. Natürlich bestimmt auch der individuelle Erfahrungs- bzw. Wissenshorizont des einzelnen Lesers die Verwertbarkeit des Gebotenen mit.

Für Leser(innen), denen die Bezeichnungen Rolfer und Rolfing nicht vertraut sind: Rolfing® ist die bekannteste Variante der Strukturellen Integration und Rolfer® sind vom Dr. Ida Rolf Institute ausgebildete Praktizierende. Beides sind geschützte Markenzeichen. Wenn im Text von Rolfing und Rolfer die Rede ist, sind die Strukturelle Integration als Terminus technicus der von Dr. Rolf entwickelten Methode und alle die Personen gemeint, die diese Methode praktizieren.

Um den Textfluss nicht unnötig durch umständliche Formulierungen zu stören, werden Personenbezeichnungen im Buch wahlweise mal weiblich, mal männlich verwendet. Wenn nicht offensichtlich ein bestimmtes Geschlecht gemeint ist, geht es also immer um beide bzw. diverse Geschlechter.

Freiburg, den 1 Januar 2023

Hans Georg Brecklinghaus

Paradigma und Prämissen der Strukturellen Integration

I Einleitung

Suchen, das ist ausgehen von allen Beständen in ein Finden-Wollen von bereits Bekanntem im Neuen. Alle Wege sind offen, und was gefunden wird, ist unbekannt.

Pablo Picasso

Es ist nicht möglich, ein Problem mit derselben Frage zu lösen, die das Problem kreiert hat.

Albert Einstein

Wir sind eine Denkschule. Wir starten mit neuen Annahmen, um zu neuen Schlussfolgerungen zu gelangen.

Ida Rolf

Eine Methode wie die Strukturelle Integration definiert sich nicht durch Techniken, sondern durch Prämissen und Ziele. Eine Formulierung von Zielen hat bestimmte Prämissen zur Voraussetzung. Unter Prämisse (griech. = das Vorausgeschickte) versteht man eine für wahr gehaltene Voraussetzung, von der aus etwas logisch gefolgert wird.

Prämissen entstehen und bestehen stets im Rahmen eines bestimmten Paradigmas. Unter Paradigma (griech. = Muster, Vorbild, Modell) versteht man die Gesamtheit von Grundauffassungen, die in einer historischen Zeit eine wissenschaftliche Disziplin ausmachen. Es besteht aus theoretischen Leitsätzen, Fragestellungen und Methoden.

Die Ersetzung eines Paradigmas durch ein neues Paradigma nennt man einen Paradigmenwechsel. Ein solcher vollzog sich zu Ida Rolfs Zeit, und die Strukturelle Integration muss auf der Grundlage dieses Paradigmenwechsels verstanden werden.

II. Paradigma

1. Paradigmenwechsel

Ein übergeordnetes Paradigma betrifft grundlegende wissenschaftliche Fragen wie die anzuwendende Erkenntnismethode und das Welt- bzw. Menschenbild. Aber es gibt auch spezielle Paradigmen in den einzelnen Wissenschaftsgebieten wie z.B. in Biologie und Medizin. Diese speziellen Paradigmen sind eingebettet sind in das jeweilige übergeordnete Paradigma.

Von Zeit zu Zeit gibt es einen Paradigmenwechsel. Der Wissenschaftstheoretiker *Thomas Kuhn* hat den Prozess von Paradigmenwechseln erforscht. Demnach vollzieht sich ein solcher Wechsel nicht über Nacht, sondern in der Übergangszeit zu einem neuen Paradigma bestehen das alte und das neue nebeneinander. Sie konkurrieren miteinander.

Die Vertreter des jeweils aktuell vorherrschenden Paradigmas versuchen zunächst, das Entstehen des neuen Paradigmas zu ignorieren. Wenn das nicht mehr gelingt, versuchen sie es lächerlich zu machen bzw. zu bekämpfen. Sie diffamieren die Inhalte des neuen Paradigmas als Pseudowissenschaft und versuchen sie wegzuerklären. Erst wenn das nicht mehr gelingt, kommt es zu einer wissenschaftlichen Revolution und das alte Paradigma wird durch ein neues abgelöst. Aber eine solche Revolution entwickelt sich nicht widerspruchsfrei, sondern wird von Rückschlägen begleitet.

Ein solcher Paradigmenwechsel begann zu Ida Rolfs Zeit und ist noch im Gang. Es ist der Übergang vom reduktionistischen Materialismus zur Ganzheitlichkeit (Holismus). Die Strukturelle Integration hat als Grundlage das holistische Paradigma. Auch wenn Ida Rolf selber, wie wir später bei der Betrachtung ihrer Weltanschauung sehen werden, diesen Paradigmenwechsel nicht immer konsequent vollzog (siehe S. 191 ff.).

Im Folgenden wird in Bezug auf mehrere, für das Wissensgebiet der Strukturellen Integration relevante Aspekte aufgezeigt, wie sich das alte und das neue Paradigma unterscheiden.

Dabei ist zu beachten:

- Sowohl beim Reduktionismus als auch beim Holismus gibt es unterschiedliche Varianten. Nicht jede Variante weist jedes aufgeführte Merkmal des Paradigmas auf, dem sie angehört.
- Bisweilen mischen sich bei einer Erkenntnistheorie oder einem Welt- bzw. Menschenbild auch beide Paradigmen.
- Mancher, der ein Paradigma vertritt, ist sich dessen nicht bewusst, weil er seine diesbezüglichen Prämissen nicht reflektiert.
- Vielfach hält jemand sein Paradigma für das einzig mögliche und macht deshalb seine aus dem Paradigma folgenden Prämissen erst gar nicht kenntlich. Dies ist besonders häufig bei Vertretern des materialistisch-reduktionistischen Paradigmas der Fall.

2. Erkenntnismethode

Menschliche Erfahrung und Erkenntnis spielt sich in verschiedenen Stadien ab, die – vereinfacht gesprochen – so aussehen:

- Zunächst gibt es eine *präreflektive* Erfahrung: Die Phänomene sind so, wie man sie erfährt, dass sie sind. Man empfindet etwa das Wasser im See als kalt. Man nimmt wie ein Kind naiv alles Gegebene mit allen Sinnen als real hin. Es ist eine Erfahrung ohne Worte. Es gibt noch keine Trennung von Subjekt und Objekt der Erfahrung. In diesem Zustand befindet man sich beispielsweise, wenn man tanzt. Selbstvergessen gibt man sich dem Tanz hin.
- Der präreflektiven Erfahrung folgt dann eine *reflektive* Erfahrung: Man denkt über die präreflektive Erfahrung nach. Dadurch entstehen ein Subjekt und ein Objekt der Erfahrung. Das Subjekt stellt sich dem Phänomen gegenüber und erforscht es. In unserem Beispiel denkt man über das das Tanzen nach.

Was die Methoden reflektiver Erfahrung angeht, so unterscheiden sich materialistisch-reduktionistisches und ganzheitliches Paradigma ganz erheblich; vor allem, wenn es um die Erforschung lebendiger Organismen geht.

Materialistisch-reduktionistisches Paradigma

Die erkenntnisleitenden Überzeugungen dieses Paradigmas sind folgende:

- Alle Phänomene der Welt sind im Prinzip durch die grundlegendste Wissenschaft, die in der Physik gesehen wird, zu erklären.

  Es handelt sich hier um die materialistische Spielart des Monismus, der - im Gegensatz zum Dualismus - alles Weltgeschehen und alle Erkenntnis auf ein einziges Grundprinzip zurückführen will (zum Monismus: siehe S. 195 ff.).
- Aus der Fülle der sich dem Auge darbietenden sinnlichen Erscheinungen werden - möglichst *quantitativ* erfassbare - Daten ausgesondert und gemessen, um zu sehen, ob sie sich in einen gedanklich abstrakt beschreibbaren Zusammenhang stellen lassen.

- Dementsprechend konzentriert man sich bei seinen Untersuchungen auch stets auf einen eng umgrenzten Bereich, den man in seine Einzelbestandteile/Elemente zerlegt (Analyse) und von dem man annimmt, dass er näherungsweise vom Rest der Welt unabhängig ist und daher allein aus sich heraus verstanden werden kann. Es wird dementsprechend angenommen, dass ein System durch seine Einzelbestandteile (‚Elemente') vollständig bestimmt wird. Je mehr eine Analyse vom Ganzen zu seinen kleineren Teilen fortschreitet, desto mehr mikroskopische Präzision und desto detaillierteres Wissen bekommt man.
- Die äußere Welt wird als objektiv und – unabhängig vom Beobachter - für sich selbst bestehend angesehen. Die sinnlichen Erfahrungen werden als nur subjektiv betrachtet.

  Von den nicht quantifizierbaren Sinnes*qualitäten* wird deshalb weitgehend abgesehen. Die aufmerksame und bildgesättigte Wahrnehmung wird so weit wie möglich durch einen abstrahierenden Messprozess ersetzt. Ein wesentliches Instrument dabei ist die statistische Untersuchung, weil sie Quantitäten misst.

  Wo immer möglich, wird nach einer exakten mathematischen Formulierung der Naturgesetze gesucht. Die Natur wird derart zuerst auf ein abstraktes Gebilde reduziert, über das man dann abgesondert nachdenkt. Die wissenschaftliche Theorienbildung entwickelt sich weit abseits der direkten sinnlichen Anschauung. (*Einstein*: „Tatsachen bestimmen nicht die Theorie, sondern die Theorie bestimmt die Beobachtung.") Das ist auch nicht anders möglich, wenn man die Natur *quantitativ* erfassen will, man würde sonst in einer unendlichen Datenflut ertrinken.
- Das reduktionistische Paradigma ist geprägt von einem linearen Ursache-Wirkung-Denken. Man geht davon aus, dass auf *eine* Ursache genau *eine* Wirkung folgt, die wiederum die Ursache für eine weitere Wirkung ist. Mehrere Wirkungen einer Ursache und verschiedene Ursachen einer Wirkung sowie Rückwirkungen auf Ursachen werden kaum in Betracht gezogen. So umgeht man die Komplexität der Wechselwirkungen zwischen unendlich vielen Faktoren. Dieses lineare Ursache-Wirkung-Denken bedeutet eine Orientierung vor allem an der Vergangenheit, die als determinierend angesehen wird. Die Bedeutung der Zukunft als finale Ursache wird nicht mit einbezogen.
- Um zu allgemeingültigen Gesetzmäßigkeiten zu kommen, gilt nur Reproduzierbares als evident.

Ganzheitliches (holistisches) Paradigma

Zu den bedeutenden Wurzeln eines ganzheitlichen Paradigmas gehören der Goetheanismus, also die Methode, die den Naturstudien von *Johann Wolfgang v. Goethe* (1749–1832) zugrunde liegt, die Phänomenologie von *Edmund Husserl* (1859-1938) und verschiedene Systemtheorien, z.B. von *Norbert Wiener* (1894-1964) und *Karl Ludwig von Bertalanffy* (1901-1972)).

Ida Rolf entwickelte selbst keine eigene Erkenntnistheorie, sie bezog sich in ihren diesbezüglichen Aussagen aber häufig auf den Sprachforscher *Alfred Korzybski* (1879-1950), den Begründer der „General Semantics" (siehe S. 183 ff.), auf Systemtheoretiker ihrer Zeit (*Wiener* und *Bertalanffy*) sowie auf die Erkenntnisse der Quantenphysik, die eine holistische Weltsicht nahelegen. So betonte der Physiker *Hans-Peter Dürr* nachdrücklich, dass die Welt auch aus physikalischer Sicht letztlich als holistisch zu betrachten ist.

Die erkenntnisleitenden Überzeugungen dieses Paradigmas sind folgende:

- Lebendige Organismen, von der Pflanze über Tiere und Menschen bis hin zu sozialen Phänomenen, sind durch eine Beschränkung auf die Methoden, die der Erforschung von *materiellen* Phänomenen angemessen sind, nur sehr begrenzt oder kaum erkennbar. Physik und Chemie können lebendige Organismen nur zum Teil erklären.
- Erfahrung ist immer Erfahrung *von etwas*. Sie setzt also ein Gerichtet Sein auf etwas voraus, eine Orientierung, eine Intentionalität. Schon dieser Umstand deutet darauf hin, dass Erfahrung stets in einem Kontext geschieht. Insofern sind Subjekt und Objekt einer Untersuchung bloße Erscheinungen, die beide von der eigentlichen Wirklichkeit umgriffen werden. Untersuchungsgegenstände sind also nicht vom Rest der Welt unabhängig und können deshalb nicht allein aus sich heraus verstanden werden.
- Das Ganze ist nicht vollständig aus den Eigenschaften seiner Teile zu erklären, sondern entwickelt als System übergeordnete Eigenschaften, die sich auf der Ebene der Eigenschaften der Teile nicht vorhersehen lassen und deswegen auch nicht allein von den Eigenschaften der Teile abgeleitet werden können. Dieses Phänomen nennt man „Emergenz". Die Teile sind im doppelten Wortsinn im Ganzen aufgehoben. Das Ganze ist also mehr als die Summe seiner Teile und qualitativ etwas ganz anderes als nur die Komposition seiner Teile.

Die einzelnen Elemente, in die sich ein System gliedert, das als „Ganzheit" oder „Gestalt" aufgefasst wird, werden durch wechselseitige innere Strukturbeziehungen bestimmt. Diese Beziehungen zwischen Teilen eines Ganzen ergeben sich nicht erst sekundär als Wechselwirkung von ursprünglich Isoliertem, sondern sind Ausdruck einer primären Identität von allem. In jedem Teil ist das Ganze enthalten. Eine Beziehungsstruktur entsteht also nicht nur durch Kommunikation, einem wechselseitigen Austausch von Signalen, verstärkt durch Resonanz, sondern auch durch die primäre Identität des Ganzen.

- Je mehr eine Analyse vom Ganzen zu seinen kleineren Teilen fortschreitet, desto mehr mikroskopische Präzision und desto detaillierteres Wissen bekommen wir. Analytisches Vorgehen hat insofern durchaus seine Berechtigung, es wird erst dann problematisch, wenn es „vor lauter Bäumen den Wald nicht mehr sieht", wenn also die ergänzende Synthese fehlt. Denn bei einer ausschließlich analytischen Methode verliert man essentielle Informationen, die Struktur und die Funktion des Ganzen.

  Die analytische Methode trennt Teile, um sie zu untersuchen, aber wie kann man so Verhalten und Funktion eines Systems verstehen, dessen Funktionen von seiner Kontinuität abhängt? Beispiel: Jeder „Schnitt" des Anatomen ist künstlich und „erschafft" eine Struktur, die in vivo nicht vom Rest getrennt ist. Diese Tatsache erschwert das Verständnis der tatsächlichen Beziehungen und Funktionen der Körperstrukturen.

  Das Leben ist immer zugleich Vielheit und Ganzheit, und jede Ganzheit ist zugleich auch selbst wieder Einzelheit in einer umfassenderen Einheit.

- Statistische Untersuchungen sind nur von eingeschränktem Wert, wenn es darum geht, ganzheitliche Gestaltungsprinzipien und deren gesetzmäßige Ordnungen als solche zu erkennen. Dazu sind die Phänomene des Lebendigen viel zu komplex. Es können keine Kausalitäten, sondern immer nur Korrelationen festgestellt werden.

- Es gibt nicht *eine* Ursache und *einen* Effekt. Das eine Phänomen kann nur in *Beziehung* zu anderen Phänomenen verstanden werden. Man hat es mit einem dynamischen Prozess zu tun, bei dem sich vielfältige Abhängigkeiten gegenseitig durchdringen, und bei dem Einwirkungen auf einer Ebene immer reale Folgen auf allen anderen Ebenen haben. Eine ganzheitliche Betrachtung ist nötig, um auch Wechsel-, Neben- und Rückwirkungen von Ursachen sowie Auswirkungen auf andere Systeme vorhersagen (oder zumindest einschätzen) zu können.

Es liegt im Wesen des Lebendigen, dass es nicht als fertige abgeschlossene Gestalt rein sinnlich erfasst werden kann. Eine Rose beispielsweise sieht in ihren verschiedenen Entwicklungsphasen – knospend, blühend, verblühend – unterschiedlich aus und ist doch immer eine Rose. Was sich dem sinnlichen Blick in einem bestimmten Moment zeigt, ist nur ein kleiner Ausschnitt einer sich entfaltenden Zeitgestalt. Eine Konsequenz aus dieser Tatsache ist, dass Entwicklungsmöglichkeiten der Zukunft gleichwertig neben den Ursachen der Vergangenheit stehen.

- Eine ganzheitliche Erforschung des Lebendigen vollzieht sich idealtypisch in folgenden Schritten:

  1. In einem intentionalen Bewusstseinsakt richtet sich die sinnliche Wahrnehmung auf die erlebte und bewusste Welt. Dabei enthält man sich zunächst – soweit wie möglich - des Vorwissens, des scheinbar schon Bekannten, der Vor-Urteile, Theorien, Modelle, und aller Sympathien bzw. Antipathien. Das ist nicht leicht, weil Wahrnehmung schon eine aktive Zuwendung ist und zudem bereits durchsetzt ist von Begriffen. Der Wahrnehmung wohnt also bereits ein vorausdeutendes Element inne, wir geben unseren Wahrnehmungen dadurch schon einen Sinnzusammenhang.

     Umso wichtiger ist es deshalb, dass das abstrakte bildlose, bloß begrifflich orientierte Gedächtnis zu einer vollgesättigten detailgetreuen inneren bildhaften Wahrnehmung wird, die an Intensität und Treue der *unmittelbaren* sinnlichen (präreflektiven) Wahrnehmung so wenig wie möglich nachsteht.

  2. Indem man sich als Wahrnehmender wahrnimmt, entsteht die für das Reflektieren typische (relative) Distanz zum Geschehen/Objekt und zu dessen Beobachtung. Es entsteht ein „Zuschauerbewusstsein". Die lebendige Natur kann jedoch nur aktiv durch innere Tätigkeit ergriffen werden.

     Dazu muss der Mensch innerlich seelisch dieselben Schaffenskräfte rege machen, die in der Natur physisch gestaltend wirken.

Er versucht Formen, Bewegungen, Gestaltungen innerlich empathisch nachzuvollziehen, um dadurch die Gestik, die dahintersteht, zu verstehen. Es ist also eine *teilnehmende* Wahrnehmung, insofern man die schaffende Natur nachschafft: Wahrgenommene Prozesse werden innerlich reproduziert und im Bewusstsein neu geschaffen. Im bewussten Nachahmen wird das Beobachtete innerlich erlebt. Die Trennung zwischen Subjekt und Objekt der Erkenntnis schwindet.

Goethe nannte dies *„exakte sinnliche Phantasie"*. Je mehr und je intensiver uns das innere seelische Bild eines lebendigen Organismus gegenwärtig wird, und je mehr uns das für die verschiedensten Entwicklungsstadien gelingt, desto mehr nähern wir uns seinem eigentlichen Wesen. Dieses wird sich uns offenbaren, wenn es uns gelingt, die einzelnen Werdestufen dieses Organismus gesetzmäßig ineinander zu verwandeln. Wir eignen uns so die in ihr waltenden gestaltbildenden Kräfte, die draußen den physisch erscheinenden Organismus formen, innerlich seelisch an, wir verbinden uns mit ihm.

4. Aufgrund so gemachter systematischer Beobachtungen stellt man Überlegungen an über die Bedingungen, unter denen Phänomene auftreten. Gesetzmäßigkeiten der verschiedenen Erscheinungen werden gefunden.

   Dabei sind verschiedene Dinge zu beachten:

   - Um nicht den Kontakt mit der fortlaufenden sensorischen Erfahrung zu verlieren, darf sich das Denken niemals weit von der unmittelbaren Anschauung entfernen. Goethe nennt das die *„anschauende Urteilskraft"*. Hilfreich ist es, Begriffe nicht in das Korsett fester Definitionen zu pressen, sondern Begriffe nur zu charakterisieren, damit sie lebendig bleiben und wachsen können.
   - Hohe Ebenen der Abstraktion können brauchbar sein um Modelle zu kreieren und sich über komplexe Ideen auszutauschen. Aber Theorien und (mathematische) Systeme sind nicht identisch mit lebendigen Systemen. Sie dürfen nicht mit der Wirklichkeit verwechselt werden. *Korzybski*: „Die Landkarte ist nicht das Territorium." Man muss sich der Abstraktionen bewusst sein und sie auf die ursprünglichen Erfahrungen beziehen. Nur wenn man sich seiner eigenen primären Erfahrungen bewusst ist, kann man Annahmen (Prämissen) prüfen. Wenn man dabei mit einer bestimmten Landkarte nicht weiterkommt, muss man

eine andere Landkarte entwickeln. Wenn also die aus einer Annahme (Prämisse) entstandene Schlussfolgerung nicht weiterführt, muss man nach einer anderen Annahme (Prämisse) suchen.

- Ein Sachverhalt muss unter verschiedensten Perspektiven, unter unterschiedlichen Bedingungen betrachtet werden.
- In diesem Prozess ergibt sich ein zu beachtendes Geflecht von Faktoren, die miteinander in wechselseitigen Beziehungen stehen.

5. Nun kann sich Intuition einstellen. Sie ist eine aktive schöpferische Denkleistung mit dem Ziel der Wesensschau. Wesen ist das, was sich als invariant und allgemeingültig durch alle Variationen meiner Intentionalität hindurch erweist.

   Das Wesenhafte zeigt sich nämlich noch nicht in den erscheinenden Phänomenen, sondern ist zunächst verborgen. Gleichwohl gehört es wesenhaft zu dem, was sich in den Erscheinungen zeigt. Und zwar so, dass es einen Sinn macht.

   Diese höchste Stufe der Erkenntnis ist nicht subjektiv, sondern subjektiv und objektiv zugleich.

   Sie kann anschließend in reflektives Denken zurückübersetzt und in Ziele/Strategien überführt werden.

3. Das Menschenbild

3.1 Wesensglieder des Menschen

Materialistisch-reduktionistisches Paradigma

Der Mensch ist ausschließlich ein *materieller biochemischer Mechanismus*. Empfinden, Fühlen, Wollen und Denken sind lediglich Epi-Phänomene materieller Gesetzmäßigkeiten. So werden etwa psychologische Phänomene vollständig auf neurobiologische Zusammenhänge zurückgeführt.

Ganzheitliches (holistisches) Paradigma

Der Mensch besteht aus Körper, Seele und Geist. Sie sind sich wechselseitig bedingende Wesensanteile des Menschen. Empfinden, Fühlen, Wollen und Denken sind ebenso objektive Phänomene wie es die materiellen Gesetzmäßigkeiten sind.

Es werden – in aufsteigender Reihenfolge - vier Ebenen des Menschen postuliert:

1. Die materiell-biochemischen Substanzen (physische Ebene).

   Für das Leben stellen sie eine notwendige, aber nicht hinreichende Bedingung dar. Denn erstirbt das Leben, so zerfallen die Substanzen.

2. Die Lebenskräfte (als Quelle aller sich in der Zeit entwickelnden Lebensvorgänge mit gestaltbildender Funktion)

   Für das Seelische stellen sie eine notwendige, aber nicht hinreichende Bedingung dar. Denn Pflanzen leben, haben aber keine seelischen Eigenschaften.

3. Das Seelische

   Für das Ich, für den Geist eines einzigartigen Individuums stellt es eine notwendige, aber nicht hinreichende Bedingung dar. Denn ein Tier hat seelische Eigenschaften, ist aber nicht einzigartig und hat kein denkendes Ich-Bewusstsein.

4. Die Ich-Organisation (als Quelle der einzigartigen körperlichen, seelischen und geistigen Identität)

Kennzeichnend für die komplexe Organisation Mensch ist also das Auftauchen von qualitativ neuen Eigenschaften auf der jeweils höheren Ebene. Diese können, wie gesagt, aus den Eigenschaften der jeweils tieferen Ebene nicht abgeleitet werden. Die tieferen Ebenen sind im doppelten Wortsinn in den höheren Ebenen aufgehoben.

An dieser Stelle ist anzumerken, dass unter den Vertretern des Holismus verschiedene Auffassungen bestehen, was die geistige Ebene angeht. Manche verstehen darunter lediglich das Ich-Bewusstsein und die Denkfähigkeit, andere sehen in der geistigen Ebene einen unsterblicher Wesenskern. Auch unter den Praktizierenden der Strukturellen Integration gibt es diese unterschiedlichen Positionen. Wir werden später sehen, dass diesbezüglich gewisse Ambivalenzen schon bei der Begründerin Ida Rolf zu finden sind (siehe S.197 ff. und 210).

3.2 Der menschliche Körper

Materialistisch-reduktionistisches Paradigma

Der Philosoph *René Descartes* (1596-1650) vertrat die dualistische Auffassung, dass Körper und Seele zwei unterschiedlichen Seinsbereichen angehören. Der Körper ist für ihn eine Maschine. Statt von einem mechanistischen kann man auch von einem naturalistischen oder physikalischen Paradigma sprechen.

Descartes folgend postulierte auch der französische Arzt und Philosoph *Julien Offray de La Mettrie* (1709-1751): „Der Mensch ist eine Maschine". Wie ein Echo in der Gegenwart hört sich der Freizeitsportler *Chris Natterer* in einem Interview an: „Also mein Ziel ist, mit vierzig Jahren die krasseste Maschine zu sein, die ich irgendwie sein kann."

Heutzutage spricht man vom Körper auch gern als einer weichen Maschine (soft machine) mit folgenden Merkmalen:

- Alles Organische ist von unten her, von den Teilchen her aufgebaut, also von Molekülen, Atomen usw. Allein diese Teilchen und die zwischen ihnen wirkenden Kräfte sind struktur- und gestaltbildend. Die Kausalprinzipien sind physikalisch-chemisch. Es gibt keine ganzheitlich struktur- und gestaltbildenden Kräfte, weswegen es auch keine übergeordneten gesetzmäßigen Beziehungen zwischen solchen gestaltbildenden Prinzipien gibt.
- Der Organismus wird tendenziell als ein geschlossenes System isoliert erforscht und behandelt. Der Kontext, in dem er lebt (Schwerkraft, Umwelt, soziales Umfeld u.a.), wird – wenn überhaupt – nur peripher miteinbezogen.

Ganzheitliches Paradigma

Das ganzheitliche Paradigma sieht entscheidende Unterschiede zwischen einer (weichen) Maschine und dem lebendigen Organismus:

- Die Maschine wird von einem externen Konstrukteur oder von anderen Maschinen gebaut Der Organismus jedoch ist autopoietisch, d.h. er verwirklicht sich stets selbst, während wird. Der Organismus enthält also *in sich*, was bei der Maschine stets *von außen* in sie hineingebracht werden muss: den Plan und die diesen verwirklichenden Kräfte. Da diese Kräfte im Organismus *unmittelbar* den Plan verwirklichen, ohne Dazwischenkunft eines Konstrukteurs, müssen Plan (Idee, Gesetz) und Kraft eine Einheit sein: gesetzmäßig wirkende Kraft bzw. kraftendes Gesetz. Dieses kraftende Gesetz ist sinnlich nicht wahrnehmbar.
- In der Maschine hängt die Struktur des Produkts entscheidend ab von den starr vorprogrammierten Operationen der Einzelteile. Die Tätigkeit der Teile und ihre Wechselwirkung bestimmen das Ergebnis. Der lebende Organismus hingegen besteht nicht nur aus dem System seiner wechselwirkenden Bestandteile (Moleküle, Organellen, Zellen usw.), sondern er enthält darüber hinaus *ein zweites Wirksystem*, das jenes erste durchdringt, ihm hierarchisch übergeordnet ist, indem es seine Ordnung bewirkt. Dieses sich selbst verwirklichende organische System ist der Typus (siehe auch S. 15), die Idee oder die Gesamt-Information des Organismus. Das die organische Idee verwirklichende Kraftsystem ist eine fortwährende tätige causa formalis und causa finalis, die in das wechsel-seitige Wirken (causa efficiens) des Stoffes (causa materialis) hineinwirkt und diesem seine Richtung im Ganzen anweist. Insofern bestimmt die Struktur des Ganzen die Tätigkeit der Teile. Der Typus trägt sein Ziel in sich selbst.
- Bei der Maschine ist die Konstruktion bzw. Reparatur von der Funktion stets getrennt und geht dieser voran. Beim Organismus werden Konstruktion bzw. Reparatur und Funktion stets gleichzeitig verwirklicht. Die (Re-)Konstruktion des Organismus findet unablässig statt, vom Lebensanfang bis zum Lebensende.

  Wenn man den Körper entsprechend der mechanistischen Sichtweise unterteilt, wie es in der reduktionistischen Medizin üblich ist, sind die Organe voneinander isolierte Teile des Ganzen. Diese Anschauungsweise hat ihre Berechtigung, in ihrer Einseitigkeit übersieht sie aber Wesentliches. Weil sich nämlich jedes Organ des Körpers aus verschiedenen Gewebearten und damit auch aus verschiedenen Zelltypen zusammensetzt, ist in jedem Organ des Körpers das Ganze enthalten. Bei der holistischen Art, den Körper zu unterteilen, schaut man deshalb auch nach gewebsbezogenen Kontinuitäten, welche die Organe in einen übergeordneten Zusammenhang bringen.

Ein Vergleich kann den Unterschied der Sichtweisen deutlich machen: Eine Torte kann man auf zweierlei Arten schneiden. Normalerweise schneidet man sie in Tortenstücke. Dann hat jedes Stück etwas von allen Anteilen (Sahne, Frucht, Tortenboden). In jedem der Stücke ist das Ganze enthalten. Man könnte die Torte aber auch horizontal in Scheiben schneiden. Dann habe ich Scheiben, die jeweils nur einen Anteil des Ganzen beinhalten (nur Frucht, nur Sahne, nur Boden).

- Zum Erfassen des Lebewesens gehört, dass ich seine Umgebung miteinbeziehe. Denn ein Lebewesen ist – im Gegensatz zur Maschine - kein in sich abgeschlossenes, sondern ein offenes System. Es lebt in einem ständigen wechselseitigen Beziehungsgeflecht mit der Schwerkraft, mit dem Boden und dem Raum, mit seiner physischen Umwelt generell, sowie mit seinem psycho-sozialen Umfeld.

3.3 Gesundheitsprävention und Heilung

Materialistisch-reduktionistisches Paradigma

In Bezug auf Gesundheitsprävention und die Wiederherstellung von Gesundheit weist ein materialistisch-reduktionistisches Paradigma folgende Charakteristika auf:

- Orientierung an Symptomen.
- Lineares Ursache-Wirkung-Denken anstelle eines Denkens von Beziehungsgeflechten.
- Es wird nur eine begrenzte Anzahl von gesundheitsrelevanten Variablen in Betracht gezogen.
- Die Individualität des Menschen in Bezug auf Krankheitsursachen und -behandlung bleibt weitgehend unberücksichtigt.
- Zeitliche Trennung von Diagnose und Behandlung.
- Korrektur/Reparatur von Pathologien im Kampf gegen Defizite mit den Mitteln der Biomechanik und Biochemie.

- Heilung als Event, nicht als Prozess.
- Hierarchisches Verhältnis zwischen Behandlerin und Klientin. Letzterer gibt die Verantwortung weitgehend ab, ist eher ein passives Behandlungsobjekt (Patient) und als solches eher fremdbestimmt. Die Intervention ist wichtiger als die Interaktion.

Methoden mit einem reduktionistischen Paradigma als Grundlage sind: allopathische Medizin und Physiotherapie. Sie bezeichnen sich als „evidence-based medicine". Aber auch Chiropraktik, Myofascial Release und Wellnessanwendungen tendieren eher zu diesem Paradigma.

Das schließt nicht aus, dass auch diese Methoden unverzichtbar oder - in einem ganzheitlichen Kontext – zumindest sinnvoll sein können.

Ganzheitliches Paradigma

- Orientierung am Zusammenhang zwischen Körper-Seele-Geist.
- Ein zu bearbeitendes Symptom ist *ein* Faktor in einem multifaktoriellen Geflecht von Wechselbeziehungen, bei denen es immer auch unbekannte Faktoren gibt. Daraus ergibt sich ein hoher Grad an Komplexität.

  Ein Beispiel für das multifaktorielle Geflecht von Wechselbeziehungen ist das Symptom Kopfweh:

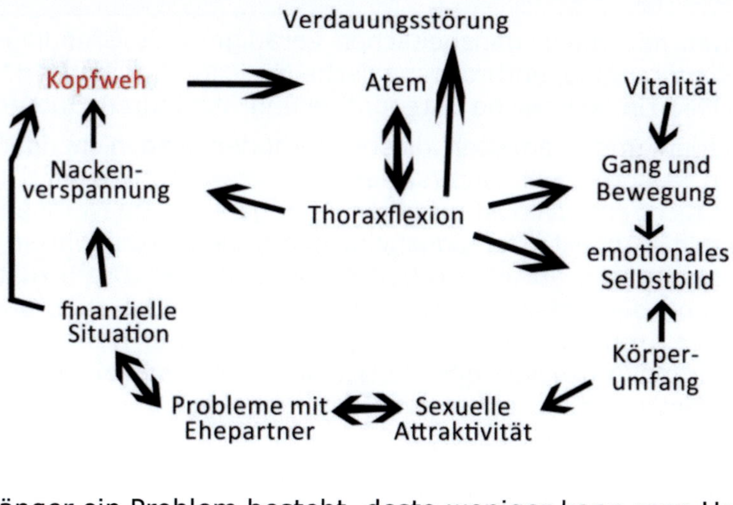

- Je länger ein Problem besteht, desto weniger kann man Ursache und Wirkung unterscheiden. Irgendwann gibt es nur noch sich gegenseitig stützende Faktoren. „Es gibt nicht so etwas wie Ursache und Wirkung. Es gibt Muster der Koexistenz." (1) Die wechselseitigen Zusammenhänge zwischen den verschiedenen Faktoren werden – soweit möglich – berücksichtigt.

- Analyse/Synthese und Intervention finden gleichzeitig statt bzw. greifen ständig ineinander.
- Individuelle Salutogenese, d.h. Förderung der Selbstheilungskräfte. Der französische Philosoph *Voltaire* hat dies – mit ironischer Spitze gegen die zeitgenössische Medizin – so ausgedrückt: „Die Kunst der Medizin besteht darin, den Kranken solange bei Laune zu halten, bis die Natur die Krankheit geheilt hat."

  Die persönlichen Ressourcen nutzen und fördern. Neben der Berücksichtigung der Vergangenheit werden Zukunftsperspektiven einbezogen (Was will werden?).
- Veränderung und die kreative Anpassung an Veränderung brauchen ihre Zeit. Es handelt sich um Lernprozesse der verschiedenen Wesensanteile des Menschen, die vom Behandler eine freilassende Haltung dem Menschen gegenüber voraussetzen. Daraus ergibt sich eine prozessorientierte Arbeit anstelle eines Reparatur-Events.
- Zusammenarbeit und Interaktion auf Augenhöhe zwischen Behandlerin und Klientin.

Methoden mit einem ganzheitlichen Paradigma als Grundlage sind u.a.: Homöopathie, anthroposophische Medizin, Traditionelle Chinesische Medizin, klassische Osteopathie und Strukturelle Integration.

Zielsetzung und Prämissen dieser Methoden sind nicht identisch, sondern weisen jeweils unterschiedliche Schwerpunkte auf. Deshalb sind sie nicht einfach austauschbar. Aber gemeinsam ist ihnen, dass sie auch die Aspekte der Ganzheitlichkeit, die nicht zu ihrem Kernanliegen gehören, in ihrer Arbeit berücksichtigen. Die Strukturelle Integration beispielsweise betreibt keine Psychotherapie, aber die seelischen Implikationen von Körperstruktur und Bewegung, von Veränderungsprozessen des Menschen sowie die Beziehungsebene von Behandler und Klient werden miteinbezogen.

---

1) Ida Rolf, Tonmitschnitt, 1977

Die Paradigmen können sich ergänzen

Ein altes Paradigma behält auch nach Entstehung eines neuen eine begrenzte Gültigkeit. Seine Erfolge sind somit in eingeschränktem Umfang nach wie vor nützlich. Es ist – im doppelten Wortsinn – im neuen aufgehoben.

Dies wird deutlich, wenn man sich die Möglichkeiten heilsamer Interventionen aus beiden Paradigmen daraufhin anschaut, für welche Probleme/Themen sie in Bezug auf die vier Ebenen des menschlichen Wesens am ehesten geeignet sind:

- Physisch-materielle Ebene:
  Ein zertrümmertes Gelenk oder ein Blinddarmdurchbruch erfordern eine Operation. Bei manchen Erkrankungen oder akuten Notsituationen sind allopathische Medikamente das Mittel der Wahl. Bestimmte Konditionen erfordern eine Ernährungsumstellung. An diesen Beispielen wird deutlich, dass ganzheitliche Methoden wie die Homöopathie Grenzen haben und daher ergänzungsbedürftig sind. Bei chronischen Erkrankungen hingegen sind sie meist effektiver als die Allopathie. Darüber hinaus sind anhaltende biomechanische Probleme durch Osteopathie oder Strukturelle Integration eher lösbar.
- Ebene der Lebenskräfte:
  Eine Verbesserung von Vitalfunktionen kann erreicht werden zum Beispiel durch Heileurythmie, Traditionelle Chinesische Medizin, Strukturelle Integration oder Yoga. Diese Methoden sind dafür besser geeignet als etwa allopathische Medikamente.
- Seelische Ebene:
  Bei seelischen Problemen sind Methoden hilfreich wie Achtsamkeitstraining, Psychotherapie, Biografiearbeit, Kunsttherapie, Musiktherapie usw. Psychopharmaka sind dagegen nur behelfsmäßig und in bestimmten Fällen nützlich. Auch die Strukturelle Integration stößt hier oft an ihre Grenzen.
- Ich-Ebene (Denken, Geist):
  Zur Aktivierung geistiger bzw. spiritueller Ressourcen bieten sich beispielsweise Meditation, imaginative Verfahren, Gebet usw. an. Reduktionistische Methoden wie Physiotherapie, Biofeedback oder Verhaltenstherapie sind hingegen kaum zielführend.

III. Prämissen

Die Schlussfolgerungen, zu denen man kommt, ergeben sich aus den Prämissen, mit denen man beginnt.

Ida Rolf

Die Prämissen Ida Rolfs, auf denen die Methode der Strukturelle Integration beruht, sind:

1. Die Struktur (Morphologie) des Organismus ist auf der physischen Ebene Ausdruck und Grundlage des menschlichen Wesens. Der Begriff der Struktur meint das Verhältnis der verschiedenen Körpersegmente zueinander und das Verhältnis der Gesamtstruktur zur Schwerkraft (siehe Punkt 3). Struktur und Funktion (Bewegung) bedingen sich wechselseitig.

2. Die Faszien in ihren verschiedenen Ausformungen sind das Organ der Struktur.

3. Der Körper ist nicht einfach Materie, sondern ein Energiefeld. Als ein offenes System ist der Mensch jedoch nicht denkbar ohne seine Beziehung zur Umwelt. Der bedeutendste energetische Faktor der Umwelt ist die Schwerkraft. Harmonie zwischen dem Energiefeld Mensch und der Gravitationsenergie ist also essentiell für die Körperstruktur und damit auch für die Bewegungsqualität.

4. Die Faszien sind plastisch, also formbar. Da sie das Organ der Struktur sind, lässt sich die Struktur des Menschen verändern. Dabei kann man den Umstand nutzen, dass ein lebender Organismus - in Bezug auf die in ihm ablaufenden dynamischen Prozesse - selbstorganisierende, selbstregulierende Eigenschaften besitzt.

5. Veränderung und die kreative Anpassung an Veränderung benötigen Zeit. Es handelt sich also um prozessorientierte Abläufe.

6. Die Seele des Menschen sowie seine Struktur und seine Art sich zu bewegen reflektieren sich gegenseitig. Dies eröffnet die Chance, dass Veränderungen auf der physischen Ebene auch Veränderungen auf der seelisch-geistigen Ebene bewirken können.

Wie kommen Menschen wie Ida Rolf zu neuen Prämissen? Überraschenderweise nicht durch den Blick auf Unbekanntes, sondern durch einen anderen Blick auf durchaus Bekanntes.

Jede der obigen Prämissen für sich genommen war nicht etwas komplett Neues: Die Bedeutung der Morphologie hob bereits der Naturforscher *J.W. v. Goethe* hervor. Die Bedeutung der Faszien war schon dem Begründer der Osteopathie, *A.T. Still*, bekannt. Mit der Schwerkraft beschäftigte sich auch die Tanzpädagogin *Jennette Lee*. Und dass Physis und Psyche aufeinander wirken, war schon *Aristoteles* bekannt. Das Neue, die geniale Leistung Dr. Rolfs, bestand darin, dass sie diese Erkenntnisse in einen Zusammenhang brachte und erfolgreich praktische Schlussfolgerungen daraus zog.

In den folgenden Abschnitten werden die Prämissen im Einzelnen beschrieben und diskutiert.

1. Die Körperstruktur

1.1 Begriff und Charakteristik der Struktur

Der Begriff „Struktur" bezeichnet die wechselseitige Beziehung zwischen den Teilen einer komplexen Wesenseinheit. Es geht somit um das Organisationsprinzip der Teile dieser Einheit. Da jede physische Wesenheit sich im Raum befindet, beinhaltet der Strukturbegriff die drei Dimensionen des Raumes und damit die Beziehungen zwischen diesen Dimensionen.

Bei ihrer Charakterisierung der menschlichen Struktur hatte Ida Rolf eine systemische Sichtweise. Ihr zufolge ist die Körperstruktur als System ein Ganzes mit einer bestimmten Konfiguration und Funktion. Die Form existiert nicht aufgrund einer rigiden Verbindung der Systembestandteile. Die Teile werden vielmehr koordiniert durch ihr Eingebettetsein in ein dynamisches Netz. Es handelt sich um eine systemische Kooperation mit emergentischen Eigenschaften (siehe S. 8)

Morphologie, also die Lehre von den Formen war schon bei *Goethe* in seinen naturwissenschaftlichen Schriften nicht allein eine Lehre von der äußeren Gestalt, sondern Universalwissenschaft des Organischen, die als solche auch Physiologie und Entwicklungsgeschichte umfasst. Morphologie umfasst für ihn also nicht nur den räumlichen Aspekt, sondern auch den zeitlichen.

Ein dergestalt erweiterter Strukturbegriff hat sich inzwischen in Biologie und Physik weitgehend durchgesetzt. So umfasst der Strukturbegriff z.B. für den Physiker *Erich Jantsch* neben der Organisation auch die räumlich-zeitliche Ordnung von (dynamischen) Prozessen, erfasst also auch Funktion und Umweltbeziehungen.

Im Gegensatz zu anorganischen Strukturen tendieren lebendige Strukturen zu immer höherer Ordnung. Der Biologe und Nobelpreisträger *Albert Szent-Györgyi* definiert die formbildende Kraft als einen allem Leben einwohnenden „Perfektionstrieb". Dies widerspricht dem Entropiegesetz, dem 2.Hauptsatz der Thermodynamik, der eine zunehmende Unordnung (Entropie) innerhalb aller *geschlossenen* Systeme beschreibt.

Wie bereits mehrfach erwähnt, ist der lebendige Organismus kein geschlossenes System. Die Physiker *Erwin Schrödinger* und *Herbert Klima* weisen darauf hin, dass der Organismus fortwährend Informationen aus der Umwelt abzieht und dadurch in entsprechende Prozessstrukturen bzw. entsprechende Formen gebracht wird. Der Physiker *Anton Zeilinger* resümiert: Information ist der Urstoff des Universums und ihr ist in der Evolution ein höherer Stellenwert beizumessen als der Materie.

Der Biologe und Physiker *Lancelot Whyte* ist der Ansicht, dass man das morphologische, gestaltende Prinzip als das Grundlegende für bio-chemische Prozesse ansehen kann. So sind beispielsweise für die Stoffwechselprozesse die räumliche Anordnung von Molekülen bedeutender als der chemische Aufbau derselben. Und kranke Organe und Zellen weisen sowohl eine anormale Molekularstruktur als auch eine anormale Feldstruktur auf. Heilung geht dementsprechend einher mit der Wiederherstellung der räumlichen Mikrostruktur sowohl auf Teilchen- als auch auf Wellenebene. Der materielle Träger dieser elektrischen und chemischen Eigenschaften des Körpers sind die Faszien.

1.2 Struktur als Feld

> Wir sind Strudel in einem Fluss von ständig fließendem Wasser. Wir sind nicht der Stoff, der bleibt, sondern Muster, die andauern.
>
> *Norbert Wiener (1894-1964), Begründer der Kybernetik*

Elektro-magnetisches Feld

Manche Forscher postulieren, dass für die Strukturierung von Atomen, Molekülen, Zellen, Körperteilen und Organismen elektromagnetische Felder verantwortlich sind. Auch Ida Rolf ging davon aus.

Jeder Organismus weist ein bestimmtes energetisches Schwingungsfeld mit genau festgelegter geometrischer Schwingungs- und Strahlungscharakteristik auf. In diesem Zusammenhang ist auf die Entdeckung des Physikers *Felix Ehrenhaft* hinzuweisen, der zufolge die Ströme von Elektrizität und Magnetismus in einem rechten Winkel zueinander fließen. Dies gilt für alle physischen Wesenheiten, angefangen vom Gasbläschen bis hin zum Universum. Es trifft auch auf den menschlichen Körper zu. So verlaufen z.B. die schwachen

Elektronenströme entlang der Proteine der Faszien in einem Winkel von 90° zueinander.

Das elektromagnetische Feld, welches sich aus vielen Teilfeldern zusammensetzt und verschiedene Energiequellen hat (vor allem das Sonnenlicht, aber auch kosmische Strahlung, Erdmagnetismus usw.), stellt ein dreidimensionales Netzwerk mit einer hohen Kohärenz dar. Unter Kohärenz versteht man Zustände, in denen die Wellen einen hohen Strukturierungsgrad erreichen, ein zusammenhängendes und kommunikatives Feld. Nach der Auffassung des Biophysikers *Fritz-Albert Popp* handelt es sich bei kohärenten Zuständen um einen geistigen Aspekt der Energie, den Aspekt der Struktur oder Information. Es wurde bereits erwähnt, dass der Physiker *Anton Zeilinger* diese Einschätzung teilt (siehe S. 23).

Wenn man Popp folgt, so haben wir es bei allen wirkenden Kräften zwischen Teilchen und ihren elektromagnetischen Feldern nicht nur, aber vor allem mit den Photonen (kleinsten Lichtteilchen) zu tun. Deren Kohärenz spielt also eine besondere Rolle.

Morphogenetisches Feld

Der britische Biologe *Rupert Sheldrake* geht von einem morphogenetischen Feld aus, das als „formbildende Verursachung" für die Entwicklung von biologischen, physikalischen und chemischen Strukturen, aber auch gesellschaftlichen Strukturen verantwortlich ist.

In der von Sheldrake entwickelten Theorie wird die Existenz eines universellen Feldes postuliert, welches das „Grundmuster" eines biologischen Systems kodiert. Die Hypothese eines morphischen Feldes dient als Erklärungsmodell für das genaue Aussehen eines Lebewesens sowie für sein Verhalten und die Koordination mit anderen Wesen. Ein Rückkoppelungsmechanismus (morphische Resonanz) führt zu Veränderungen an diesem Grundmuster.

Eine Mehrheit der Wissenschaftsgemeinde lehnt die Thesen Sheldrakes ab. Es gibt aber auch Wissenschaftler, darunter die Physiker *David Bohm* und *Hans-Peter Dürr*, die in Sheldrakes Theorien einen möglichen Ansatz für einen Brückenschlag zwischen der Biologie und den Erkenntnissen der modernen Physik sehen.

Kritik der Feldtheorien

Die Theorien von elektromagnetischen und morphogenetischen Feldern können die Entstehung von Form nicht wirklich erklären. Sie tauschen lediglich die stoffliche Materie als Grundlage durch ein energetisches Substrat aus. Woher dieses seinen Formimpuls erhält, bleibt völlig offen. Die Grundlage der Materie der Atome kann nicht selber wieder materiell sein. Denn als eine höhere Ebene von einem Etwas muss diese Grundlage von anderer Qualität sein als dieses Etwas selber (Gesetz der Emergenz, siehe S. 8).

Tatsache ist zwar, dass Phänomene des Lebendigen eine deutliche *Analogie* zum Wirken physikalischer Felder zeigen. Das gilt z.B. für ganzheitliche Gestaltung und ganzheitliche Reaktionen eines Organismus. Felder wirken auf die Materie ein und haben ihren Träger in der Materie. Genau genommen kann man aber nicht sagen, dass das Lebendige den Feldern ähnelt, sondern man müsste umgekehrt sagen, dass die Felder dem Lebendigen ähneln.

Bei den räumlichen Formen von Lebewesen muss man von Formkräften ausgehen, die aber nicht sinnlich sichtbar und tastbar sind. Tatsächlich ist die Form also *übersinnlicher* Natur. Sie wird nur dadurch sinnlich sichtbar, weil sie mit irdischen Stoffen erfüllt ist.

Es gibt außerdem ein erkenntnistheoretisches Argument, welches Feldtheorien als problematisch erscheinen lässt: Ein wirkliches Verstehen des Lebendigen ist nur möglich durch konkrete Beschäftigung mit ihm, durch Einfühlung, Imitation und exakte Fantasie (Intuition). Dies alles sind seelische Qualitäten. Mit Feldern kann man sich jedoch seelisch nicht verbinden, man kann ihnen kein lebendiges inneres Bild entgegenbringen, man kann sie nicht nachahmen, es kann keine Verbindung mit ihrem Wesen stattfinden. Deshalb müsste der Feldbegriff umformuliert werden ins Lebendige. Dann entspräche das Feld am ehesten dem, was man Seele nennt.

1.3 Struktur und Funktion

> Schönheit beruht auf Notwendigkeiten. Die Linie der Schönheit ist das Ergebnis einer vollendeten Ökonomie.
>
> *Ralph Waldo Emerson (1803-1882), Philosoph*

Da es der Strukturellen Integration letztendlich um die Qualität der Bewegung geht, ergibt sich die Frage, in welchem Verhältnis Funktion (Bewegung) und Struktur zueinanderstehen.

Dazu schrieb der Biologe *Karl Ludwig von Bertalanffy*:

„Die Antithese zwischen Struktur und Funktion, zwischen Morphologie und Physiologie basiert auf einem statischen Verständnis des Organismus. Bei einer Maschine gibt es ein fixiertes Arrangement, das in Bewegung gesetzt werden kann, das sich aber auch im Ruhezustand befinden kann. Auf lebendige Organismen trifft diese Trennung zwischen einer vorgefertigten Struktur und Prozessen, die in dieser Struktur ablaufen, nicht zu.

Denn der Organismus ist der Ausdruck eines andauernden, geordneten Prozesses. Andererseits wird dieser Prozess aufrechterhalten durch zugrundeliegende Strukturen und organisierte Formen. Was in der Morphologie als organische Formen und Strukturen beschrieben wird, ist in Wirklichkeit ein momentaner Querschnitt durch ein räumlich-zeitliches Muster.

Was wir Strukturen nennen, sind langsame Muster von langer Dauer, Funktionen sind schnelle Prozesse von kurzer Dauer. Wenn wir sagen, dass eine Funktion wie etwa die Kontraktion eines Muskels von einer Struktur ausgeführt wird, bedeutet dies, dass eine schnelle und kurze Prozess-Welle auf einer lang andauernden und langsamen Welle reitet."

Demnach liegen der Vielfalt aktueller Bewegungsabläufe und Haltungen eines Menschen bestimmte räumliche Muster zugrunde, die sich über einen längeren Zeitraum gebildet haben. Diese Muster bilden die Struktur, d.h. die individuelle und spezifische Form seines Körpers.

Materielle Strukturen entstehen demnach immer im Prozess. Sie sind zeichenhafter Ausdruck des Bewegten, sogar des Denkens, Fühlens und Handelns. Deshalb kann man in der Struktur auch die Geschichte des Individuums ablesen.

Auf dem Hintergrund dieser Dialektik zwischen Form und Funktion erschien es Ida Rolf sinnvoll, zwischen dem funktionalen Anteil und dem strukturellen Anteil von Bewegung zu unterscheiden, zwischen *Haltung* und *Struktur*. Denn unsere Haltung ist durch Bewegung willentlich beeinflussbar, jeden Moment können wir sie verändern. Die Struktur dagegen ist momentanen willkürlichen Veränderungen durch eine Bewegung weitgehend unzugänglich.

2. Die Faszien

Die Faszien sind der Ort, an dem man nach der Ursache der Krankheit suchen und an dem man die Wirkung von Heilmitteln konsultieren sollte.

Andrew T. Still (1828-1917), Begründer der Osteopathie

Die Faszien/das Bindegewebe (2) wurde in den akademischen Wissenschaften der Biologie und der Medizin lange in seinen wichtigen Funktionen unterschätzt. Es wurde dementsprechend wenig beforscht. Bei anatomischen Sektionen wurde es achtlos als Füllgewebe weggeschnitten, um an die eigentlich interessierenden Strukturen heranzukommen.

Im Wesentlichen gab es zwei Gründe für diese Ignoranz:

1. Osteopathie und Strukturelle Integration, die sich seit Jahrzehnten mit den Faszien beschäftigen, wurden beharrlich ignoriert.
2. Der Siegeszug der Molekularbiologie, mit der man alles erklären zu können glaubte, führte zu einer einseitigen Forschungsrichtung.

Es gab jedoch immer Ausnahmen wie z.B. den Anatomieprofessor *Jochen Staubesand* (1921-2012) und den Arzt *Alfred Pischinger*, die sich mit dem Bindegewebe beschäftigten. Inzwischen gibt es eine breitere akademische Erforschung der Faszien.

Sie wies nach, dass die Faszien nicht nur wesentliche Funktionen für Körperstruktur und -bewegung erfüllen, sondern darüber hinaus vielfältige weitere Aufgaben für andere Körpersysteme (Nervensystem, Kommunikationssystem, Stoffwechsel und Immunsystem) erfüllen. (Siehe S. 37 ff.) Es stellte sich heraus, dass die Faszienmembranen *das* Medium der Interaktion zwischen den verschiedenen Körpersystemen sind. Diese Rolle ist bereits an der Entwicklung des Embryos ablesbar (siehe S. 41). (3) Die Elastizität des Bindegewebes scheint darüber hinaus das zuverlässigste physiologische Kriterium für die Feststellung des *biologischen* Alters eines Körpers zu sein – gegenüber dem tatsächlichen Alter. (4)

---

2) *Bis vor einigen Jahren bezeichnete der Begriff Faszien nur die bindegewebigen Anteile der Muskulatur als eine Untergruppe des Bindegewebes. Inzwischen werden in der wissenschaftlichen Nomenklatur die Begriffe Faszien und Bindegewebe fast synonym verwendet.*

3) *Dr. Erich Blechschmidt* und *Dr. Jaap van der Wal*

4) *Boston University, Medizinische Fakultät, 1998*

2.1 Die Faszien als Organ der Struktur

Dr. Rolf postulierte, dass die Faszien, welche den ganzen Körper wie ein dreidimensionales, kontinuierliches Netzwerk umgeben und innerlich durchziehen, durch ihren jeweiligen Spannungszustand die Stellung der Knochen und der Körperteile zueinander bestimmen. Die Faszien sind auch grundlegend für die muskuläre Balance im Körper, also für ein ausgewogenes Spannungsverhältnis zwischen verschiedenen Muskeln. Ida Rolf bezeichnete die Faszien daher als „Organ der Struktur".

Doch auch im Hinblick auf die Funktion, also auf Bewegungsabläufe, ist die Rolle der Faszien nicht zu unterschätzen. Sie sind aufgrund ihrer vergleichsweise eingeschränkten Fähigkeit zur Kontraktion und ihres Langzeiteinflusses allerdings *überwiegend* Träger des *strukturellen* Elements der Bewegung. Die Muskulatur ist aufgrund ihrer Spannung (Tonus) und ihres Kurzzeiteinflusses bei der Bewegung *überwiegend* Träger des *funktionalen* Elements. Den – unsichtbaren – Hintergrund bildet die Schwerkraft/Stützkraft. (siehe Grafik)

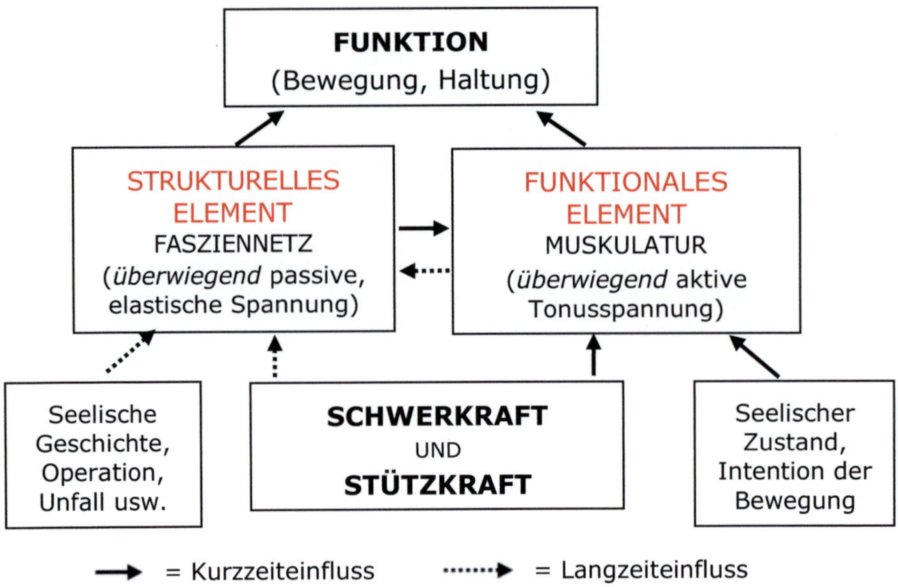

Die Faszien sind in ihren räumlichen Beziehungen und Spannungsverhältnissen plastisch, also formbar. Diese Tatsache ist einerseits ursächlich für Strukturveränderungen negativer Art. Andererseits kann man die Formbarkeit der Faszien für positive Wandlungsprozesse nutzen.

Auf die Frage, *wie* die Faszien die Körperstruktur bilden, aufrechterhalten und verändern, gibt es unterschiedliche Antworten, die sich in verschiedenen Modellen ausdrücken. Diese Modelle sind eine Alternative zum lange vorherrschenden *Kompressionsmodell.*

Das Kompressionsmodell besagt, dass die Gravitation von Knochen zu Knochen wirkt bis auf den Boden. Das Skelett wird als Rahmen gesehen, welcher den Körper aufrecht hält, während Muskeln, Bänder usw. an den Knochen aufgehängt sind. Dieses Modell ist weitgehend unbrauchbar. Denn offensichtlich würde ein aufgestelltes Skelett nicht von allein stehen, sondern zusammenfallen. Die Struktur eines Organismus ist nicht die einer Steinsäule. Das Kompressionsmodell erklärt auch nicht die Zugfederung menschlicher Bewegung. Es hat also nur einen sehr eingeschränkten Erklärungswert, nämlich für die Folgen von Knochenbrüchen, Bandscheibenschäden etc.

Im Folgenden werden drei Alternativmodelle vorgestellt, welche die Rolle der Faszien erklären können: *

Das strikte Tensegrity-Modell

Ein kontinuierliches Netzwerk von *Spannungselementen* unterstützt diskontinuierliche *Kompressionselemente*. Die Kompressionselemente berühren sich nicht, während sie in einem See ausbalancierter Spannungselemente schwimmen. [Abb. 1.1]

Dieses Modell wurde von *Richard Buckminster Fuller* (1895 - 1983) entwickelt, einem US-amerikanischen Architekten, Konstrukteur, Designer, Visionär und Philosophen.

Es erklärt gut den Überall-Effekt von örtlichen Veränderungen (Biegungen, Rotationen, Kompensationen) im Zusammenspiel von Kompression und Spannung.

---

* *Die Ausführungen zu den Erklärungsmodellen verdanke ich im Wesentlichen* Tom Myers.

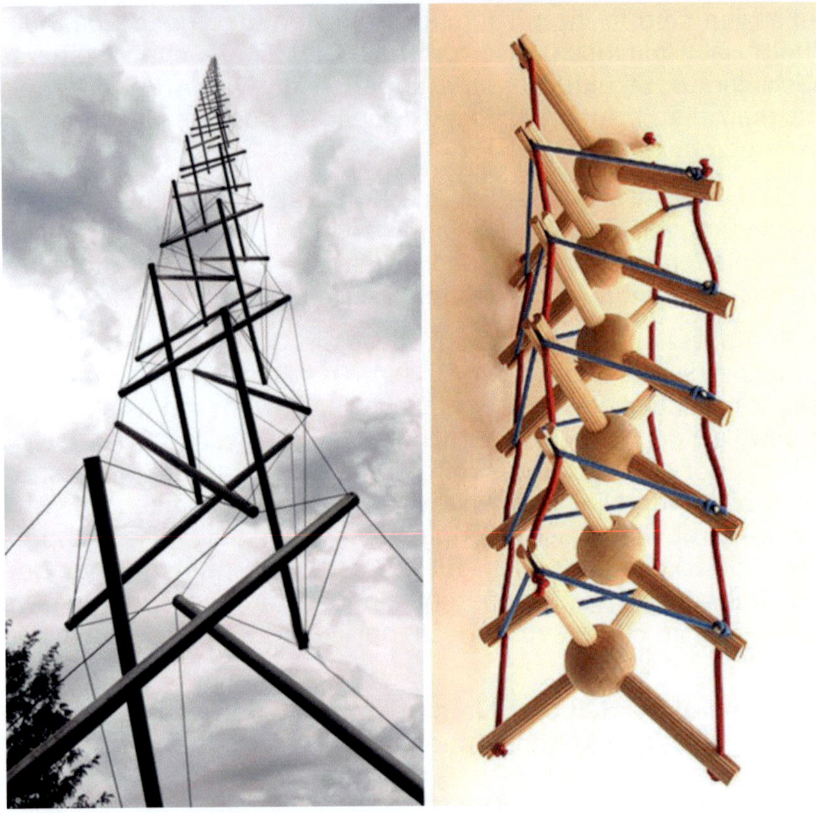

Abb. 1.1 *Striktes Tensegrity Modell*

Links: Tensegrity-Mast von Buckminster Fuller
Rechts: Entsprechendes Wirbelsäulenmodell

Das Modell hat allerdings auch Schwächen: Es ist schwierig, anatomische Korrelate für dieses Modell zu finden. Die Idee, dass Wirbelfacetten, umgebende Ligamente und Gelenkkapseln wie ein Tensegrity-Mast agieren könnten, kann bezweifelt werden. Das Sacrum hängt definitiv nicht zwischen den beiden Piriformis-Muskeln, und die Gelenke von Armen und Beinen zeigen keine Spannungselemente, die durch ihre Spannung die Gelenkflächen auseinanderhalten könnten. Außerdem ist es ein „trockenes" Modell. Es berücksichtigt nicht, dass die Enden der festen Elemente in Flüssigkeiten im Innern der Gelenkkapseln schwimmen.

Das eingeschränkte Tensegrity-Modell

a) Das Boot von Mollier

Von dem Anatom *Siegfried Mollier* (1866–1954) stammt das Modell eines Bootes.

Ein flexibler Kompressions-Kern, der Mast, wird an seinem Platz im Bootsrumpf gehalten durch sich ausbalancierende Spannungselemente, die Seile der Tagelage. Übertragen auf den Körper bedeutet dies: Die Wirbelsäule trägt nicht das Gewicht des Körpers, sondern sie verteilt es. Gehalten wird das Körpergewicht durch die Seile des myofaszialen Gewebes. Dieses Modell eignet sich gut als Erklärung für das Verhältnis zwischen Wirbelsäule, iliocostaler Lumbalmuskultur, Nacken und Extremitäten. [Abb. 1.2]

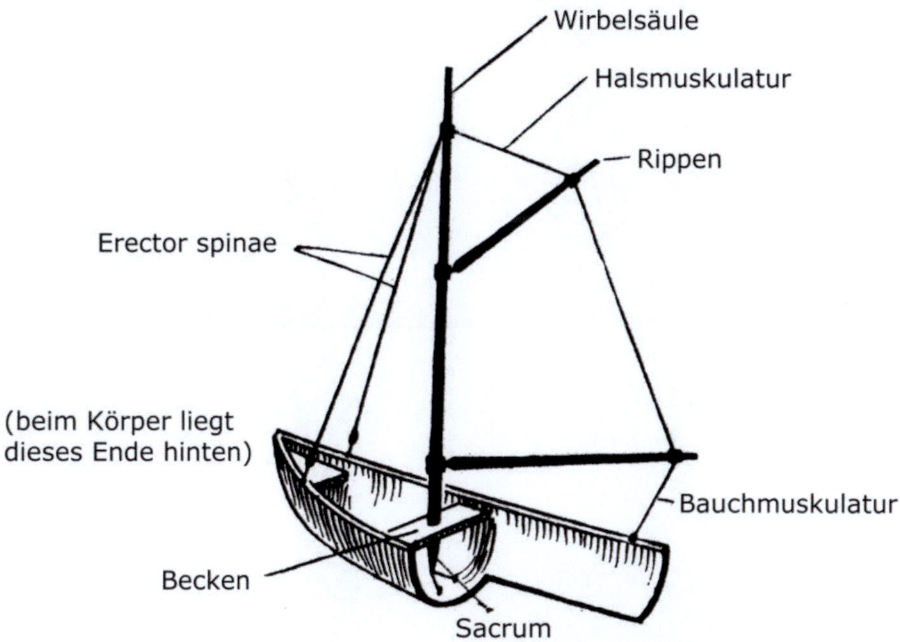

Abb. 1.2 *Eingeschränktes Tensegrity-Modell: Das Boot von Mollier*

Für das Verhältnis zwischen Wirbelsäule und Becken trifft das Modell allerdings nicht zu, weil der Mast ein durchgängiges Kompressionselement darstellt ohne jede Bewegungsmöglichkeit, was auf die Wirbelsäule offensichtlich nicht zutrifft. Auch die Verbindung zwischen Mast und Bootsrumpf ist komplett starr, im Gegensatz zur Verbindung zwischen Wirbelsäule und Becken.

b) Der Frei Paul Otto - Mast

Dieses Modell stammt von dem Architekten *Frei Paul Otto* (1925–2015).

Wie beim strikten Tensegrity-Modell unterstützt ein kontinuierliches Netzwerk von *Spannungselementen* die *Kompressionselemente*. Die Wirbelkörper als Kompressionselemente berühren sich in diesem Modell jedoch z.T. [Abb. 1.3] Es sei denn, man sieht die Bandscheiben als Spannungselemente an.

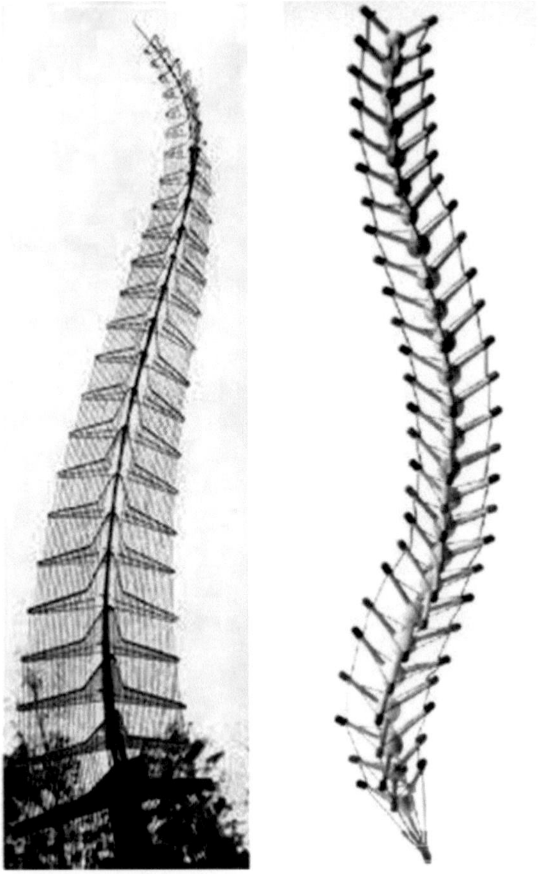

Abb. 1.3 *Eingeschränktes Tensegrity-Modell von Frei P. Otto*
Links: Ottos Mast; Rechts: Entsprechendes Wirbelsäulenmodell

Man könnte das Modell von Mollier mit Ottos Modell kombinieren in der Form, dass an die Stelle des Holzmastes von Mollier ein Tensegrity-Mast des Otto-Modells träte.

Das hydrostatische Modell

Dieses Modell wurde vom Arzt und Rolfer *Hans Flury* vorgeschlagen.

Alle Organe, Muskeln, Knochen, Nerven, Gefäße und Zellen werden als inhaltsgefüllte fasziale Ballons oder Taschen aufgefasst. Diese stellen die Kompressionselemente dar. Im Unterschied zu den vorhergehenden Modellen sind die Kompressionselemente mit Ausnahme der Knochen deformierbar.

Die hydrostatischen Druckverhältnisse im Fasziengerüst lassen sich mit dem Einschnüren von wassergefüllten Ballons vergleichen. Die Inhalte der Ballons drücken nach außen, die Schwerkraft und andere umgebende Kräfte drücken nach innen. Die umgebenden Faszien-Häute der ballonartigen Inhalte - von der Körperoberfläche bis auf die Zellebene – gleichen den Druck aus, der von innen kommt. [Abb.1.4] Die Analogie einer Orange und das Beispiel eines Muskels veranschaulichen diese Sichtweise [Abb. 1.5]

Die ausbalancierte Spannung aller Häute sorgt für die strukturelle Integrität des Ganzen. Diese wird also aufrechterhalten durch die Balance zwischen den Spannungsmembranen um überwiegend flüssige Inhalte.

Das Modell hat den Vorteil, dass es Körperhöhlen und Flüssigkeiten in die Betrachtung miteinbezieht.

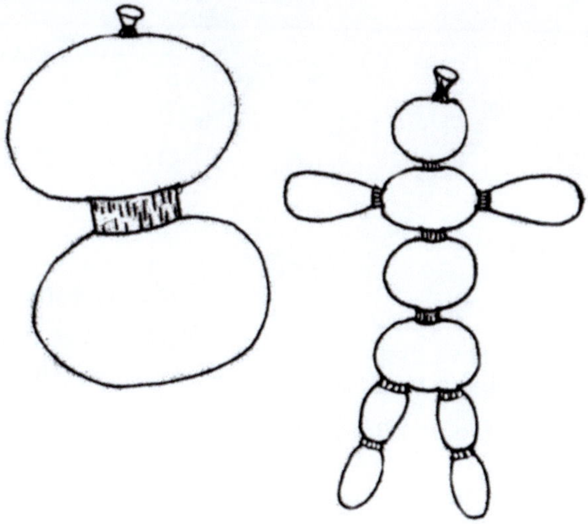

Abb. 1.4 *Hydrostatisches Modell*

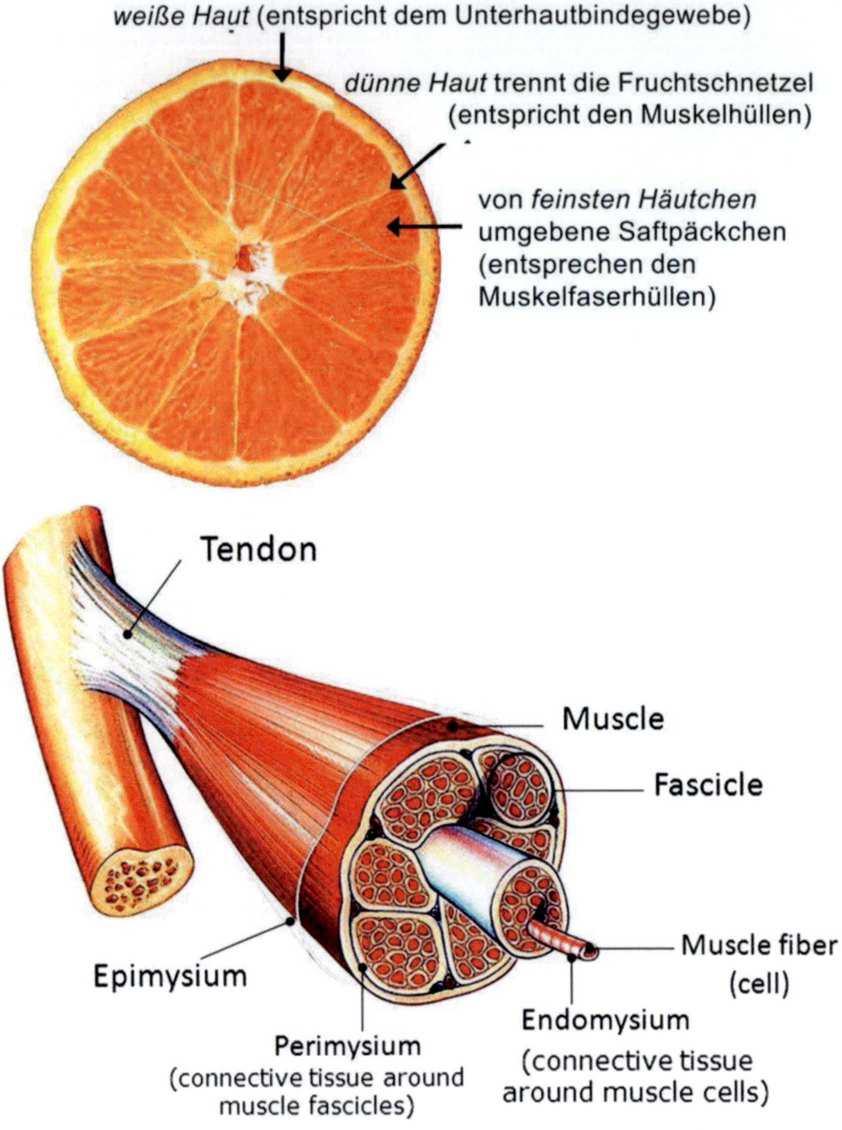

Abb. 1.5 *Analogie und Beispiel für das hydrostatische Modell*

Jedes der Modelle hat Vorteile und Grenzen der Plausibilität in Bezug auf das Wie der Organfunktion von Faszien. Sie können sich jedoch mit ihren jeweiligen Sichtweisen ergänzen.

2.2 Die Rolle der Faszien bei der Bewegung

Obgleich die Faszien bei Bewegungen schwerpunktmäßig das langfristige strukturelle Element repräsentieren (siehe S. 28), spielen sie doch eine bedeutende Rolle bei Bewegungsabläufen und deren funktioneller Qualität.

Bei Bewegungen wie Gehen, Rennen oder Hüpfen spielt das Feder-Prinzip eine große Rolle. Die Faszien mit ihren Eigenschaften der Elastizität, der Schwingung (Frequenz) und somit des Rhythmus agieren im menschlichen Körper wie Federn.

Wenn ein Läufer mit dem Fuß aufsetzt und im Knie einfedert, dehnen sich die Achillessehne und die Patellarsehne an der Kniescheibe beinahe wie Gummibänder und laden sich mit Energie auf. Beim Abdruck mit dem Fuß wird die Energie wieder freigegeben - und katapultiert den Sportler in die Höhe. Die kinetische Speicherenergie der menschlichen Beinfaszien steht denen von Gazellen in nichts nach. (5)

Das bringt eine deutliche Leistungsersparnis. Die energetischen Unterschiede, so *Adamantios Arampatzis* von der Deutschen Sporthochschule in Köln, betragen bis zu 17%. Das bedeutet, dass ein Läufer mit einer dehnfähigen, viel Energie aufnehmenden Sehne bei gleichem Tempo aus seinem Stoffwechsel fast ein Fünftel weniger Leistung aufbieten muss als ein Läufer, dessen Sehnen weniger elastisch sind. (6)

Früher war man davon ausgegangen, dass sich bei einer muskulären Gelenkbewegung die Skelettmuskelfasern verkürzen und diese Kraft mittels der festen Sehnen passiv auf die Knochen übertragen und so das Gelenk bewegt wird. Dies gilt auch nach wie vor bei gleichförmigen, nicht federnden Bewegungsabläufen wie z.B. beim Fahrradfahren: Hierbei ändern die Muskelfasern aktiv ihre Länge, während die Sehnen und Sehnenplatten sich kaum verlängern und verkürzen. Die Zugkraft wird also rein passiv von den faszialen Strukturen übertragen. Ganz anders bei elastisch federnden Bewegungen. Hier findet genau das Gegenteil statt: die Muskelfasern ändern ihre Länge kaum. Sie versteifen sich fast nur isometrisch, ohne deutliche Änderung ihrer Länge. Hingegen verlängern und verkürzen sich die Sehnen und faszialen Sehnenplatten federnd (wie ein elastisch

---

5) *Sawicki et al.*, 2009

6) *Der Spiegel, 41/2003*

schwingendes Jo-Jo) und führen dadurch die eigentliche Bewegung herbei. (7)

Auch beim Gehen entsteht ein erheblicher Teil der Bewegungsenergie aus der dynamischen Federung der Faszien. Durch das Federprinzip kontrahieren die Muskeln beim Gehen überwiegend isometrisch, was viel weniger Energie erfordert als aktive konzentrische oder exzentrische Kontraktionen. Dies erklärt die enorme Ausdauer von Menschen indigener Kulturen beim Gehen und Rennen, beispielsweise von Wasserträgerinnen und Läufern in Afrika.

Selbst die Bandscheiben sind im Wesentlichen vom Feder-Prinzip bestimmt.

Neuere Untersuchungen haben nachgewiesen, dass die Faszien Myofibroblast-Zellen enthalten und deshalb in der Lage sind, sich aktiv zusammenzuziehen. Faszien haben außerdem einzelne *glatte* Muskelzellen, die einen Faszientonus bewirken können, eine Art Vorspannung. Während quergestreifte Muskulatur sich akkordionartig zusammenzieht, ziehen sich glatte Muskelzellen helixartig (spiralförmig) zusammen. Sie arbeiten deshalb effektiver als quergestreifte Muskelzellen. Und sie sind eventuell Teil der Motilität im Körper. (8) Viszerale Faszien (Kapseln, Membranen, Bänder) haben sogar eine höhere Fähigkeit zu kontrahieren als die epimysiale Kontraktion von Muskelfasern. (9)

Chronische Kontraktionen der Faszien wirken strukturverändernd. Es handelt sich um langsame und langandauernde Kontraktionen/Verkürzungen. Im Gegensatz zu Kontraktionen der Muskulatur, die deshalb eher das funktionelle Element darstellen.

Man sieht also, wie sehr die Faszien Einfluss nehmen auf die Bewegung(squalität). Umgekehrt wirken Bewegungsquanität und -qualität auf die Faszien ein. So führt ausreichende und optimale Bewegungsart dazu, dass sich die Hydrierung der Grundsubstanz erhöht. Bewegungsmangel oder dysfunktionale Bewegungsformen führen hingegen zu einer Verringerung des Flüssigkeitsvolumens in der Grundsubstanz der Faszien, zur Verfestigung und einer Veränderung der inneren Architektur des Gewebes sowie zur Vermehrung körperfremder Partikel und Gifte.

---

7) Fukunaga et al. 2002, Kawakami et al. 2002
8) Science
9) R. Schleip et al., in: Med Hypotheses 65 und 66 (2005 und 2006)

Normalerweise bilden die faszialen Gewebe eine bidirektionale, scherengitterartige Netzstruktur, ähnlich einer elastischen Damenstrumpfhose. Die Scherengitter haben eine ausgeprägte Wellenstruktur, mit einer Ähnlichkeit zu zweidimensionalen Zugfedern.

Fehlen dynamische Dehnbelastungen, wie etwa beim bewegungsarmen Menschen oder bei altersbedingten Schonhaltungen, verlieren die Fasern ihre wellenförmige Struktur, weil sich zunehmend ungeordnete, planlose Querverbindungen entwickeln. Dies geht einher mit einem Verlust der elastischen Bewegungsqualität, es bilden sich sogenannte Adhäsionen und Verklebungen; das Gewebe verfilzt zunehmend. Adäquate und regelmäßige Dehnbelastung hingegen regt den Aufbau einer jüngeren Kollagenstruktur an. Diese ordnet sich dann in der dafür typischen, wellenförmigen Architektur an und steigert die elastische Speicherkapazität. (10)

2.3 Weitere Funktionen der Faszien

Biologische Regulation auf der Zellebene

Die lebendige Matrix der Faszien auf Zellebene:

3 Abteilungen [Abb. 1.6]		
Extrazelluläre Matrix	**Zytoplasmatische Matrix** **(Zytoskelett = Mikroskelett der Zelle)**	**Zellkern-Matrix** **(Karyoskelett)**
Faszie mit Grundsubstanz	Fibrillen: Mikrotrabekuli sowie Mikrotubuli als rigide Streben und elastische bandartige Mikrofilamente	Mikroskelett des Zellkerns

Die Elemente der drei Abteilungen befinden sich in einem wässrigen Milieu als Grundlage der Kommunikation und Regulation (siehe auch S. 41).

10) *Jarvinen et al.*, 2002

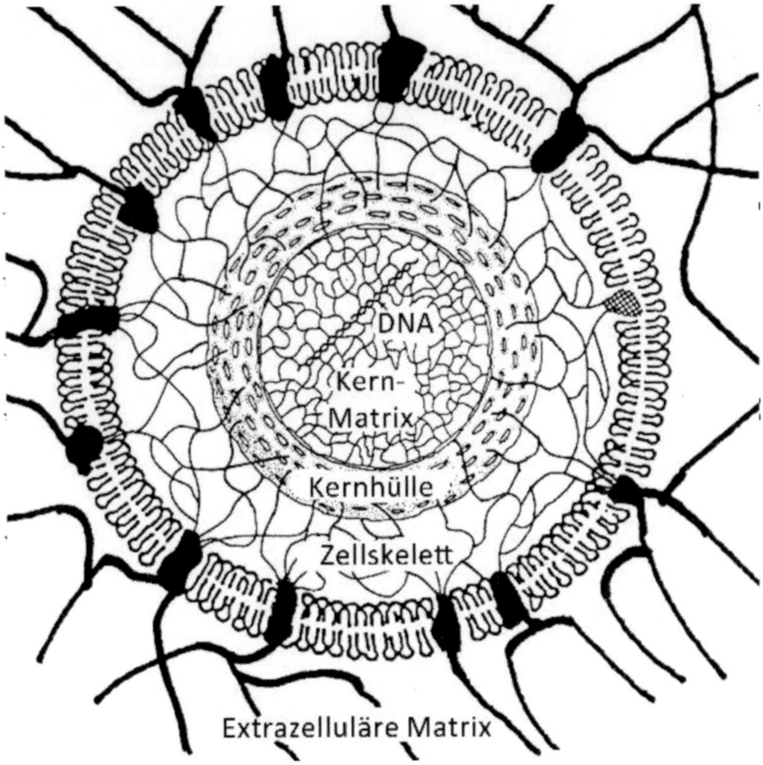

Abb. 1.6 *Die Faszien-Matrix auf der Zellebene*

Der Biochemiker *Albert Szent-Györgyi* (1893-1986) schrieb 1957: Biologische Regulation wurde bisher immer als materiell ablaufend dargestellt, nach dem Modell Schloss und Schlüssel: Hormone oder Antigene diffundieren in Rezeptoren oder Antikörpern einer Zelle. Szent-Györgyi schlug hingegen ein energetisches Erklärungsmodell vor: Ein Signal-Molekül sendet ein elektromagnetisches Signal (eine Signatur), das in Koresonanz geht mit dem Rezeptormolekül, welches dadurch stimuliert wird. Auf diese Weise wird die Zellfunktion aktiviert.

Struktur und elektromagnetisches Feld des Wassers zwischen den Molekülen spielen dabei eine wesentliche Rolle. Wasser kann die molekulare Matrix in Zellen und Geweben erzeugen. Gleichzeitig ist die Struktur des Wassers durch diese Matrix bedingt.

Die Entwicklung des Embryos als der ursprüngliche Prozess struktureller Integration

Jede Veränderung der Zellform durch physische Kräfte beinhaltet lokale Modifikationen durch Ausbalancieren der Verteilung von Membranspannung und Flüssigkeitsdruck (Hydrostatik). Der Zellkern mit den Genen ist der Ort maximaler Stabilität des Stoffwechsels. Das Zytoplasma ist das flüssige Feld von Beziehungen zwischen innen und außen. Und die Zellmatrix als Ganzes steht in Beziehung zu seiner Umgebung, dem multizellulären Organismus als übergeordnetem Ganzen.

Die Entwicklung des Embryos kann man als den ursprünglichen Prozess struktureller Integration ansehen:

Ein Embryo entwickelt sich primär von außen nach innen. Äußere Kräfte stimulieren eine Zelle. Die Zelle reagiert darauf durch genetische Aktivität. Die DNA spielt also - nebenbei gesagt - keineswegs die lange behauptete dominante Rolle, sondern eine dienende.

Im Fall der Eizelle ist es das Sperma, das die äußere Kraft darstellt. Das Sperma stört die Stoffwechselbalance der Eizelle, die nun eine kontinuierliche, kaskadenartige Kompensation dieses Triggers beginnt, um wieder eine Stoffwechselbalance zu erreichen. Eine entscheidende Rolle spielt dabei die Umgebung der Zelle, die extrazelluläre Matrix. Denn die zelluläre Matrix ist mit der extrazellulären Matrix verbunden, zum einen durch den Stoffwechsel, zum anderen durch die Übertragung von Kräften aus dem extrazellulären Raum über das Zytoskelett direkt in die DNA.

Die Faszien als Sinnesorgan

Das Fasziennetzwerk ist das reichste Sinnesorgan des Körpers. Mit 250 Millionen Nervenendungen besitzt es mehr Nervenendungen als die Haut oder das Auge. 80% der sensorischen Nervenendungen befinden sich im Fasziensystem (11)

Die Verteilung der propriozeptiven Innervation von Faszien im Körper sieht so aus: Geringere Dichte in den kraftübertragenden Faszien, hohe Dichte in den Retinacula und der oberflächlichen Faszie. (12) Eine Konsequenz ist, dass die eingeschränkte Propriozeption in einer Körpergegend zu einer hohen Schmerzsensibilität in dieser Gegend führt.

---

11) *Stecco und Schleip, in: Fascia in Sport and Movement, 2. Auflage*
12) *Stecco/Stecco, Fascial Manipulation, 2007*

Faszien als eigenständiges Kommunikations- und Informationssystem; Die Faszien und das Nervensystem

Auf allen Ebenen des Organismus, vom Unterhautbindegewebe bis zur Zellebene formen die Faszien ein kontinuierlich in sich verbundenes System im Körper. Es besteht aus einer Kombination von festen Druckkomponenten und flexiblen Spannungskomponenten (siehe S. 29 ff.). Dieses Netzwerk besitzt die Fähigkeit, Vibrationen als Signale zu erzeugen und weiterzuleiten. Diese Vibrationen erfolgen in Form von mechanischen Tonwellen (Phonons), elektrischen Signalen entlang der Proteine, magnetischen und elektromagnetischen Feldern, Hitze, Licht und solitären Wellen. Letztere bedeuten einen Transport ohne Energieverlust und sind hochsensibel für „Störungen" durch kleinste externe Energiefelder.

Der Mediziner *Alfred Pischinger* und der Biochemiker *Albert Szent-Györgyi* sprechen den Faszien, vor allem dessen Grundsubstanz, eine steuernde Funktion auf das System aller umgebenden Organzellen zu und bezeichnen es deshalb als „System der Grundregulation" sowie als wichtigstes Informationssystem im menschlichen Organismus.

Die lebendige Matrix der Faszien ist ein kontinuierliches Ganzes, das es ermöglicht, dass die Teile des Organismus koordiniert zusammenarbeiten und jede Zelle weiß, was jede andere Zelle tut.

Das Fasziensystem ist also ein eigenständiges Informations- bzw. Kommunikationssystem, welches das Nervensystem auf verschiedene Weise ergänzt. Funktionelle Probleme - etwa der Bewegung - und Erkrankungen des Organismus können oft besser verstanden werden, wenn sie als Verlust bzw. Beeinträchtigung der systemischen Kooperation des Organismus aufgefasst werden.

Der Zusammenhang zwischen der lebendigen Matrix der Faszien und dem Nervensystem stellt sich wie folgt dar:

Zum einen beeinflussen die bindegewebigen Gliazellen der Nerven die neuronale Signalübertragung entscheidend mit. Zum anderen stellt die lebendige Matrix – wie bereits erwähnt – auf Grund der vielen Nervenendungen ein hochsensibles Sinnesorgan dar.

Die Matrix der Faszien ist 10-20 mal so schnell wie das Nervensystem. Auf diesen Umstand sowie auf die Tatsache, dass 80% der sensorischen Nervenendungen sich im Fasziensystem befinden, führen Wissenschaftler folgende Phänomene zurück:

- Die unmittelbare Reaktion von Sportlern sowie das intuitiv perfekte Reagieren von Meistern asiatischer Kampfkünste auf die Aktionen des Gegners laufen um einiges schneller ab als die sensomotorischen Ströme des Nervensystems, die selbst bei den relativ schnellen Reflexen an den Synapsen verzögert werden.
- Manche Tänzer bewegen sich in Trance scheinbar mühelos, wobei keinerlei elektromyographische Signale messbar sind.
- Praktizierende der Strukturellen Integration und anderer Arten von Körperarbeit stellen immer wieder fest, dass die manuelle Arbeit mit den Faszien bei Klienten Erinnerungen (Engramme) aus ihrer Biografie hervorruft. Offensichtlich bildet die lebendige Matrix einen eigenständigen Erinnerungsspeicher neben dem Gehirn, eine Art Gewebe- und Zellgedächtnis.
- *Emilie Conrad* erzielt erstaunlichen Erfolge durch ihre Bewegungs-Arbeit (*Continuum*) mit paralysierten Menschen.

Die Kommunikationsweise des Nervensystems und die der Faszien unterscheiden sich in folgenden Merkmalen:

Nervensystem	**Grundsubstanz der Faszien**	**Myofasziale Fasern**
Es funktioniert Binär, also digital (alles oder nichts) und linear.	Sie funktioniert analog, nuanciert, chemisch.	Sie funktionieren kinetisch, mechanisch (Spannung/Druck) und liefern räumliche Informationen.
Es agiert von Punkt zu Punkt.	Sie generieren Wellen, die durch den ganzen Körper gehen.	

Die Konsequenzen aus diesen Erkenntnissen für die Medizin sind kaum zu überschätzen.

So könnte es beispielsweise sein, dass ein entscheidender Teil der Krebsbildung nicht nur *in* der Zelle vor sich geht, sondern in der Art, wie die Zelle mit ihrer extrazellulären Matrix interagiert. Die Biologin *Mina Bissell* (ehemalige Präsidentin der American Society of Cell Biology) konnte in Zellkulturen und bei Tieren zeigen, dass Tumorzellen mit Mutationen im tiefen neuralen Netzwerk und aktiven Zellgenen wieder zu normalem Verhalten gebracht werden können durch Wiederherstellung ihrer zellulären Architektur. Wenn Zelle und Matrix korrekt miteinander kommunizieren, weiß jede Zelle wo sie sich im System befindet und was sie tun soll. Diese Balance kann dadurch gefährdet werden, dass Alterungsprozesse, übermäßige Sonnenstrahlung, Vergiftung oder Entzündung die Mikroumgebung verändern. Wenn eine Zelle und ihre Umgebung aufhören, in der Lage zu sein, sich Signale zuzusenden, hat die Zelle keinen „sozialen“ Kontext mehr und mutiert. (13)

Faszien und das vegetative Nervensystem

Etwa 40 % der Faszieninnervierungen bestehen aus sympathischen Fasern des vegetativen Nervensystems. (14) Sie stehen im Zusammenhang mit Triggerpunkten und myofaszialen Schmerzsymptomen. (15)

Der Sympathikus beeinflusst das Immunsystem, die Atmung, den Herzschlag, die Verdauung und die Steifheit von Faszien (letzteres via Myofibroblasten, die als Zellen eine Zwischenform von glatten Muskelzellen und Bindegewebszellen darstellen). Langsame und andauernde Verspannung, ausgelöst durch emotionalen Stress, findet sich insbesondere im Perimysium. (16)

Faszienbehandlung bewirkt Veränderungen im vegetativen Nervensystem. Innerhalb von Millisekunden wird der Sympathikus aktiviert, gefolgt von langandauernder Aktivierung des Parasympathikus. (17) Das hatte schon Ida Rolf vermutet: „Ich glaube, es sind die mesodermalen Systeme, die den Zugang zur Kontrolle der autonomen Funktionen des Körpers ermöglichen.” (18)

In bestimmten Körpergegenden besteht ein besonders starker Einfluss des Sympathikus auf Dermatome (Hautbereiche), die von den sensiblen Fasern einer Spinalnervenwurzel autonom versorgt werden. In anderen Körpergegenden besteht ein besonders starker Einfluss auf Myotome (Muskelsegmente), die den Spinalnerven des entsprechenden Rückenmarksabschnitt zugeordnet werden). Und in bestimmten Körpergegenden besteht ein besonders starker Einfluss auf Fasziatome (Faszienabschnitte, die den Spinalnverven des

13) *East Bay Express, USA, Dez. 2007*
14) *Liem et altera, Fascia in the Osteopathic Field, 2017*
15) *Jochen Staubesand, Freiburg 1996*
16) *Bhowmick et al., J Leukoc Biol 86, 2009*
17) *Terui et al., J Auton Nerv Syst 10/84 und J Physiol Pharmacol 65/87*
18) *Ida Rolf, Tonmitschnitt*

entsprechenden Rückenmarksabschnitt zugeordnet werden). Außerdem gibt es bestimmte Körpergegenden, die eine hohe Parasympathikus (Vagalnerv)-Innervierung haben: z.B. Innenohr, Luftröhre, Bauchfell und der crurale Abschnitt des Zwerchfells.

Die Rolle der Faszien für Stoffwechsel, Immunsystem und Gewebeheilung

In den Faszien befinden sich zahleiche Transportwege mit Ernährungsfunktion, nämlich feine Kapillargefäße. Außerdem spielt die Grundmatrix mit ihrer interstitiellen Flüssigkeit eine essentielle Rolle für Stoffwechsel- und Immun-Regulation (siehe auch S. 37 f.).

Die Faszien erfüllen eine wichtige Schutzfunktion durch die Bildung von Barrieren gegen ein Eindringen von Fremdkörpern. Die phagozytierenden Zellen, die eine wichtige Abwehrfunktion haben, befinden sich als Teil des Immunsystems im Fasziengewebe. In diesen Zusammenhang gehört auch die Ableitung der Lymphe zwischen Faszienschichten.

Außerdem kreieren die Faszien eine günstige Umgebung für die Regeneration von Gewebe.

Das fasziale Netzwerk als physische Grundlage der Meridiane

Mindestens 80% der Akupunkturpunkte korrespondieren mit Faszien. Die Nadeln greifen an bestimmten Punkten das fasziale Gewebe, welches sich um die Nadel windet, wenn die Nadeln gedreht werden. Diese Manipulation überträgt ein mechanisches Signal zu den Faszienzellen.

Die Anatomen *Jochen Staubesand*, *Hartmut Heine* sowie die Faszienforscherin *Helene Langevin* stellten unabhängig voneinander fest, dass Akupunkturpunkte räumlich mit Bündeln von Blutgefäßen und Neven zusammentreffen. In der Tiefe der Akupunkturpunkte ziehen diese Bündel in einer kleinen Lücke durch eine feste Hülle aus kollagenem Bindegewebe, welche Muskeln und Unterhautgewebe voneinander trennt. Der Chirurg *Johann Bauer* hat bei 103 Patienten mit chronischen Schulter-Arm-Schmerzen und Schulter-Nacken-Schmerzen festgestellt, dass an den zu den Schmerzgebieten gehörenden Akupunkturpunkten die Gefäß- und Nervenbündel von Kollagen regelrecht eingemauert waren.

3. Die Schwerkraft

Die Schwerkraft, der Name des Menschen für die Energie der Erde, ist die niemals schlafende Therapeutin und Lehrerin. Alles, was wir als Rolfer tun können, ist, den Körper des Einzelnen darauf vorzubereiten, die Wirkungen des Gravitationsfeldes zu empfangen und positiv darauf zu reagieren.

Ida Rolf (19)

In der Erde liegt die Schnellkraft, die dich aufwärts treibt.

J.W. Goethe (*Faust II*) (20)

Mehr als 90% der Energieleistung des Gehirns ist darauf ausgerichtet, den Körper im Schwerkraftfeld der Erde zu unterstützen. Deshalb: je weniger Energie jemand für seine Körperhaltung aufwenden muss, desto mehr Energie ist verfügbar für Heilung, Verdauung und Denken.

Roger W. Sperry, Hirnforscher

Ida Rolfs stellte fest, dass die Schwerkraft eine konstruktive Rolle spielen kann, wenn die Struktur des menschlichen Körpers optimal ausbalanciert ist. Obwohl die schriftlichen und mündlichen Äußerungen von ihr erkennen lassen, dass sie sich dabei auf die Physik von *Isaac Newton* (1643-1727) und physikalische Feldtheorien bezog, muss man feststellen, dass sie ihre Beobachtung physikalisch nie detailliert begründet hat.

Bis in die 1980er Jahre fehlte auch innerhalb der Community der Strukturellen Integration ein klares Verständnis der physikalischen Grundlagen. Das änderte sich erst durch die theoretischen Arbeiten der Rolfer *Hans Flury* und *Willi Harder*, die im Wesentlichen auf der Newtonschen Physik basierten.

---

19) *Ida Rolf: Structure – a New Factor in Understanding the Human Condition, 1978*

20) *Mit Schnellkraft bezeichnet man die Fähigkeit des neuromuskulären Systems, in der zur Verfügung stehenden Zeit einen möglichst großen Impuls zu erzeugen, physikalisch ausgedrückt also einen möglichst großen Kraftstoß.*

3.1 Newtonsche Physik

Sprechen wir über die Struktur des menschlichen Körpers, so geht es nicht allein um die räumlichen Beziehungen seiner Teilstrukturen zueinander, sondern auch um die Beziehung des Körperganzen, d.h. seiner Gesamtstruktur, zur Schwerkraft. Denn alle anorganischen und organischen physischen Wesenheiten bzw. ihre Struktur stehen in einer engen Wechselwirkung mit der Erdanziehungskraft. Die Schwerkraft wirkt auf den Organismus ein ganzes Leben lang, sie formt oder verformt ihn; je nachdem, wie optimal seine Körperstruktur ihr angepasst ist oder nicht. Das Klötzchenmodell [Abb. 1.8] veranschaulicht dies sehr schön, auch wenn es eine etwas vereinfachte – und damit nur begrenzt gültige – Sichtweise wiedergibt.

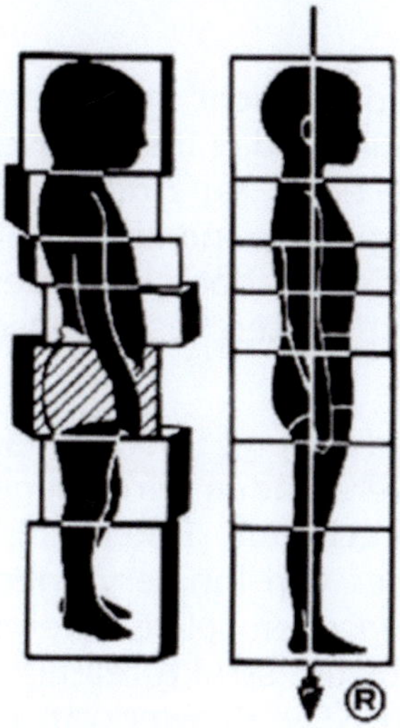

Abb. 1.8 *Die Körperstruktur im Schwerefeld der Erde*

Links: Aus dem Lot geratene Körperstruktur. Die Körpersegmente sind gegeneinander verschoben und verdreht.

Rechts: Bei einer optimal integrierten Körperstruktur sind die Körpersegmente vertikal ausbalanciert. Die seitliche Lotlinie fällt annähernd durch Ohr, Schulter-, Hüft-, Knie und Fußgelenk.

Für das Verständnis der mehr oder weniger guten Anpassung des Menschen an die Schwerkraft muss man wissen, dass – gemäß dem Grundsatz *actio = reactio* - die Kraft der Gravitation an der Erdoberfläche eine Gegenkraft hervorruft. Diese wird in der Physik Normalkraft oder Stützkraft genannt.

Wenn die Schwerpunkte der Körpersegmente bei stehender Haltung des Menschen senkrecht übereinander angeordnet sind, ist die sie verbindende Vertikalachse des Körpers nahezu identisch mit der Schwerkraftlinie. Die Stützkraft, also der durch den Boden hervorgerufene – ebenfalls vertikal gerichtete – Gegendruck gegen das Körpergewicht, neutralisiert in diesem Fall die Schwerkraft. Weil somit die Richtung der Stützkraft vom Boden her zusammenfällt mit der Schwerkraftlinie des Körpers, braucht der Mensch nur wenig aktive Muskelkraft, um sich aufrecht zu halten. Die Gesamtstruktur ist optimal ausbalanciert [Abb. 1.8, rechts]. Die Schwerkraft übernimmt in diesem Fall also eine positive Ordnungsfunktion, sodass sich die Struktur des Menschen an ihr orientieren und aufrichten kann. Dies wirkt sich auf die Bewegungsmuster eines Menschen dergestalt aus, dass er sich ökonomischer, d.h. kraftsparender und anmutiger bewegen kann.

Sobald die Segmente jedoch nicht mehr vertikal übereinander stehen [Abb. 1.8, links], müssen das fasziale Netzwerk und die Muskulatur den Körper stabilisieren. Kurzfristig sind es die Muskeln, die dann mit erhöhtem Energieaufwand ein hinreichendes Gleichgewicht aufrechterhalten. Langfristig jedoch wird dies durch Verstärkungen und Verkürzungen in bestimmten Faszienabschnitten und -schichten bewirkt.

Während in Biologie, Medizin und Sport die Schwerkraft einseitig als eine destruktive Kraft verstanden wird, gegen die man ankämpfen muss, war die bahnbrechende Erkenntnis Ida Rolfs, dass die Schwerkraft aufgrund der von ihr hervorgerufenen Stützkraft eine positive Rolle für den Menschen spielt – wenn dieser sich ihr optimal anzupassen versteht, sowohl strukturell als auch in der Art, wie er sich bewegt. Sie schrieb: „Die Schwerkraft ist die Therapeutin, und der Rolfer sorgt lediglich dafür, dass der Mensch (durch Manipulation, verbale Anleitung und Verständnis) in der Lage ist, seinen Körper in allen Situationen so einzusetzen, dass die Schwerkraft Energie beisteuern kann. Rolfing setzt die Schwerkraft bewusst und absichtlich als Werkzeug zur Steigerung des menschlichen Potenzials ein." (21)

---

21) Ida Rolf, Bulletin of Structural Integration 10/1977, Vol. 6, Ausgabe Nr. 2

3.2 Albert Einstein versus Isaac Newton

Als *Albert Einstein* (1879-1955) seine spezielle und allgemeine Relativitätstheorie entwickelte, stellte er eine neue Theorie der Bewegung auf, die bewies, dass Newtons Versuch, spezielle Phänomene zu erklären, *im Allgemeinen* falsch war. Es gibt demnach keine Energie, die Körper gegenseitig anzieht. Alle diesbezüglichen Empfindungen und Erfahrungen - wie Schwere, Auftrieb usw. - sind auf die Krümmung der Raumzeit in der Umgebung von festen Massen zurückzuführen.

Wie Einstein selbst betonte, schließt seine Theorie der Raumzeit jedoch die Newtonsche Theorie als Spezialfall ein! Das heißt, obwohl Newtons Idee einer Anziehungskraft astronomisch gesehen unzutreffend ist, ergeben sich für den Spezialfall des Lebens auf der Erde genau solche physikalischen Phänomene (Gewicht, Auftrieb etc.), als ob eine Anziehungskraft existieren würde. Das ist der Grund, warum Newtons Theorie trotz ihrer theoretischen Unzulänglichkeiten und praktischen Einschränkungen auf der Erde weitgehend funktioniert.

Die Theorie von Newton hat als Darstellung des Spezialfalles irdischer Gesetzmäßigkeiten ihre Bedeutung also keineswegs verloren. Denn Berechnungen auf Grund der Einstein'schen Theorie wären viel aufwendiger als solche auf der Grundlage von Newtons Konzept. Außerdem wäre sie in Bezug auf die praktische Anwendung unter irdischen Bedingungen von sehr geringer Aussagekraft. Ein Beispiel: 10 Meter hoch zu springen auf einer flachen Ebene (Newton) oder auf der kugeligen Erdoberfläche (Einstein) macht einen Unterschied von weniger als 0,0000000000001 %. Daher kann man die Kurve der Erdoberfläche vernachlässigen. Ein weiteres Beispiel: In der Einstein'schen Raum-Zeit-Welt gibt es keine geraden Linien. Diese Feststellung hat in unserer Welt jedoch keinen praktischen Anwendungswert. Dazu sind die Längenmaße einfach zu kurz.

Hinzu kommt, dass die Physiker bis heute keine Übersetzung der Phänomene von Schwere, Leichtigkeit usw. in die Relativitätstheorie geleistet haben. Solange dies nicht geschehen ist, und man trotzdem eine Theorie haben möchte, werden wir mit der Tatsache leben müssen, dass wir uns bei der Beschreibung von erlebbaren Phänomenen eines Verständnisses und einer Sprache bedienen, welche nur in eingeschränktem Umfang Gültigkeit besitzen.

Die mathematischen Gleichungen der klassischen Wissenschaft Newtons gelten immer noch, ihr Wahrheitsgehalt wurde experimentell festgestellt. Selbst die Ableitungen der Quantenmechanik für die Bewegung von Objekten entsprechen eindeutig denen, die mit Hilfe der Newtonschen Mathematik zustande kommen, so als ob es Körper im Sinne der klassischen Physik wären. Dies ist das sogenannte Korrespondenzprinzip, das der Physiker *Niels Bohr* seinerzeit formuliert hat. (22)

3.3 Moderne Astronomie, Biophysik und Biochemie

Neben den geschilderten Konzepten von Newton und Einstein gibt es in der modernen Biophysik und Biochemie eine Reihe weiterer Ansätze, Schwere und Leichte zu erklären.

Astronomie

- Eine 1998 von Astronomen formulierte Hypothese, die auf kosmologischen Untersuchungen basiert, kommt zu dem Schluss, dass es im All eine noch nicht bekannte Art von Antigravitationskraft geben müsse. (23)
- Das Schwerefeld der Erde ist die wirkmächtigste Quelle unserer Erfahrung von Schwere, aber andere Himmelskörper wie die Sonne, der Mond usw. üben ebenfalls eine gewisse Anziehungskraft aus. Dafür gibt es zahlreiche Erfahrungswerte, etwa die unterschiedlichen Gezeiten des Meeres.

Biophysik und Biochemie

Manche Wissenschaftler stellen einen direkten Bezug zwischen dem Energiefeld Mensch und dem Auftrieb bzw. der Schwere her:

- Innerhalb der Natur wiederholen sich immer wieder Muster von Spiralen. Diese Muster beziehen sich auf die Schwerkraft. Beispielsweise fällt Wasser spiralförmig um die Vertikale der Gravitation. Und die embryologische Entwicklungslehre postuliert, dass die Reaktionen des Wassers im Gebärmutterbehälter auf die Schwerkraft Muster erzeugen, die auch unseren Körper formen.

---

22) *Dr. Amit Goswami, Prof. für Physik an der Uni von Oregon/USA)*

23) University of Arizona, Center for Astrophysics 27.10.98 und *Der Spiegel, 2/2001*

- Verschiedenste Forschungen zusammenfassend stellte *James Oschman* (Autor auf dem Gebiet der Biophysik) folgende Hypothese über den Auftrieb/die Leichte auf:

  Ein Wirbel oder ein Levitationsfeld, also Auftrieb, entsteht aus demselben Mechanismus, der das venöse Blut des Rumpfes und der Beine zurück zum Herzen befördert. Auf der Molekularebene findet im Blutplasma ein Gegenstrom-Energie-Austausch statt zwischen dem Blut, das abwärts in die Aorta fließt, und dem Blut, das in der Vena Cava aufwärts fließt. Es etabliert sich eine wirbelartige Drehung bzw. ein Leichte-Feld. Strukturelle Integration optimiert diesen Energietransfer und ermöglicht so die Erfahrung von Auftrieb, indem die großen Gefäße in eine angemessene Beziehung zueinander und zur Vertikalen gebracht werden. Und zwar zusammen mit den verschiedenen myofaszialen Schichten, besonders mit denen, die spiral-diagonal verlaufen. Auftrieb entsteht, weil die Eigenschaften des Raumes in einer Art verändert werden, die die Trägheit des Blutes und des umgebenden Gewebes reduziert.

- Französische Forscher fanden 2000 heraus, dass sich das Netz der Mikrotubuli im faszialen Mikroskelett einer Zelle nur richtig bildet, wenn sich der Mensch unter Schwereeinfluss befindet. Die mikroskopischen Fädchen orientieren sich senkrecht zur Richtung der Schwerkraft. In der Schwerelosigkeit dagegen wachsen die Mikrotubuli in alle Richtungen, was bestimmte Gesundheitsprobleme bei Langzeit-Astronauten erklärt. (24)

- Es gibt eine grundlegende Polarität zwischen Ausdehnung und Kontraktion, die den Raum und die Lebensprozesse charakterisiert. Auch im menschlichen Organismus - von der Makro- bis zur Mikroebene - haben wir es mit Pulsationen zu tun, die zwischen Expansion und Kontraktion hin und her wechseln. In diesen Zusammenhang gehören die verschiedenen Formen autonomer Bewegungen, die sich in den energetischen Grenzen zwischen grobstofflicher und feinstofflicher Energie abspielen.

  Während die Kraft der Schwere (Kontraktion) in den zentrischen physikalischen Kräften und erstarrten Formen zu sehen ist, führt das Aufwärts-Regime (Expansion) zur permanenten Transformation der lebenden Organismen, zum Aufbau ihrer hohen Ordnung (Kohärenz) und Komplexität. (Notabene: Auch Newton vertrat

---

24) New Scientist, Nr. 2247, S. 22

schon die Idee, dass der Kosmos von den beiden polaren Grundkräften Kontraktion und Expansion beherrscht wird. Dies geht aus erst 1981 entschlüsselten Manuskripten Newtons hervor).

- Newton beschrieb Gravitation ist eine Kraft, welche die Bewegung von Körpern zueinander bestimmt. Hingegen beschreibt *William Day* (University of Montreal) Gravitation als einen Effekt, der durch Bewegungsänderung überhaupt erst hervorgerufen wird. Ihm zufolge ist Gravitation ein Feld, das im Medium um ein sich bewegendes Objekt herum entsteht.

  Produziert wird dieses Feld durch Photonen, also kleinste Lichteinheiten. Die Photonen wiederum werden kreiert durch die strukturellen Bewegungen innerhalb des Objektes. Man könnte demnach sagen, dass Gravitation ein Photonenfeld ist mit einer Frequenz von Wellen, die vom Objekt aus in Lichtgeschwindigkeit hinaus in den Raum gehen.

3.4 Phänomenologie

> Ich habe noch nicht dahin gelangen können, aus den Erscheinungen (der Schwerkraft) den Grund dieser Eigenschaften der Schwere abzuleiten, und Hypothesen erfinde ich nicht.
>
> *Isaac Newton* (25)

> Man sollte in Bezug auf die Schwerkraft nicht von Gesetzen sprechen, sondern von Phänomenen. Entsprechend der Goetheschen Methode.
>
> *Rudolf Steiner* (26)

Schwere und Leichtigkeit sind Phänomene, aber ihre Ursachen sind wissenschaftlich bis heute nicht wirklich geklärt. Es gibt nur theoretische Hypothesen darüber. Das kann an einem noch unzureichenden Wissensstand liegen, es könnte aber auch auf einem zugrundeliegenden erkenntnistheoretischen Problem beruhen.

Denn die Begriffe Energie und Kraft sind Abstraktionen von Wirksamkeiten. Energie und Kraft *als solche* wurden nie nachgewiesen.

---

25) *Die mathematischen Grundlagen der Naturphilosophie, 1963, S.551 f*

26) *Konferenzen mit den Lehrern der Freien Waldorfschule in Stuttgart, GA 300 I, S. 88 f*

Solche Abstraktionen sind nicht unproblematisch. Mit ihren hat sich die Physik von der menschlichen Erfahrung abgekoppelt. Denn Kräfte können nicht unmittelbar sinnlich wahrgenommen werden. Sinnlich wahrgenommen werden können nur die *Wirkungen* von Kräften auf die Umgebung, den Menschen usw. Die Wirksamkeit von Kräften kann also nur indirekt wahrgenommen werden. Überall, wo man von Kräften spricht, handelt es sich um anthropomorphe Deutungen ideell-gesetzmäßiger *Beziehungen*, deren Eigenwirksamkeit nicht unmittelbar erfahrbar ist.

Goethe war der erste, der in seinem methodischen Vorgehen als Naturforscher „nicht nach Ursachen..., sondern nach Bedingungen, unter welchen die Phänomene erscheinen" suchte. Mit diesem Vorgehen wollte er die Erklärung für erfahrbare Phänomene aus der Sinneserfahrung nehmen, statt nach Kräften zu suchen, die hinter den Erscheinungen liegen sollen. „Man suche nur nichts hinter den Phänomenen, sie selbst sind die Lehre." (27)

Eine solche phänomenologische Betrachtungsweise von Schwere und Leichtigkeit hat *Hermann Bauer* (28) formuliert:

Im anfahrenden Auto wird man wegen dem Bestreben des Körpers, in einem Ruhezustand zu verbleiben (Trägheit), nach hinten gedrückt. Ganz entsprechend müsste man sich dem Trägheitsgesetz folgend im fallenden Aufzug fortwährend nach oben an die Decke gepresst fühlen. Dies geschieht aber nicht. Vielmehr wird man im Aufzug während des freien Falls schwerelos. Man verliert das Eigengewicht in der Kabine. Es wirkt also keine Schwerkraft auf den fallenden Körper, es ist keine Erdanziehung vorhanden. Es herrscht im Innern des Aufzugs der Zustand, den man auch weit draußen im Weltall findet, der Zustand völliger Abwesenheit von äußeren Kräften.

Gewicht ist also in Wahrheit Trägheitswiderstand. Er tritt auf, weil man die freie Fallbewegung dauernd verhindert.

Wenn ein Körper zur Erde fällt, so ist der (beobachtbare) Tatbestand lediglich der, dass er sich der Erde nähert. Dass die Erde den Körper anzieht, ist nur eine hinzugedachte Annahme. Stattdessen kann

---

27) Wilhelm Meisters Wanderjahre, 1821, 2. Buch, 11. Kapitel

28) Gibt es eine Schwerkraft?, Mathematisch-physikalische Korrespondenz, 100/Juli 1976

man sich die Sache auch anders denken, nämlich, dass die Weltkörper nicht unabhängig voneinander zu denken sind. Weltkörper sind zwar räumlich getrennt, beziehen sich aber auch wesentlich aufeinander. Die Fallbewegung ist Ausdruck dieser Beziehung.

Diese Ausführungen gelten ohne jede Einschränkung allerdings nur für den festen Körper. Schon bei Flüssigkeiten und Gasen ergeben sich gewissen Abwandlungen. In noch höherem Maße gilt dies für Pflanze, Tier und Mensch.

3.5 Schwere und Leichte als Phänomene geistiger Wesensart

Jahrhundertelang existierte die Vorstellung, dass die Natur Ausdruck eines Gleichgewichts ist zwischen der Schwere, die zur Erde hin gerichtet, und der aus der Peripherie heraus gegensinnig wirkenden Leichte (Levitation).

Die von 1657-1667 in Florenz wirkende *Academia del Cimento* (Akademie des Experiments) war eine Akademie für experimentelle Physik. Ein Forschungsthema dort war die „positive Levitas". Man führte zwei Experimente durch und kam zu dem Schluss, dass es keine Levitation gäbe. (29) So ist die Vorstellung einer Leichtekraft zunächst aus unserer Kultur verschwunden.

Aber vielleicht sind Schwere und Leichte ja auch gar nicht als materielle Kräfte anzusehen, sondern Phänomene *geistiger* Wesensart.

Newton jedenfalls - ein Zeitgenosse jener Vorgänge in Florenz – schloss diese Möglichkeit zumindest für die Schwere nicht aus. Er schrieb in einem Brief an *Bentley*: „Es ist undenkbar, dass tote Materie ohne Mitwirkung von etwas anderem, das nicht materiell ist, auf andere Materie einwirken und diese ohne gegenseitigen Kontakt beeinflussen könnte. ... Schwere muss durch ein Agens verursacht werden; aber ob dieses Agens stofflich oder unstofflich (geistig) ist, habe ich meinen Lesern zur Erwägung überlassen." (30)

---

29) W.E. Knowles Middleton, The Experimenters. A Study of the Accademia Del Cimento, London 1971 und Ernst Lehrs, Mensch und Materie, Frankfurt a.M. 1953

30) zitiert nach: Herbert Pietschmann, Aufbruch in neue Wirklichkeiten, Stuttgart 1997

Was das Pendant zur Schwere, die der Schwere entgegenwirkende nichtmaterielle Leichte angeht, so lebte diese Vorstellung im Laufe des 20. Jahrhunderts wieder auf.

Viktor Schauberger (1885-1958), ein Förster, Naturforscher und Technologe vertrat die Auffassung, dass alle Energie aus höherwertigen, geistigen Energieformen entspringt, die er als Lebensenergie bezeichnete. Diese Lebensenergie bewegt sich in Spiralraumkurven, in einer Aufschraubbewegung, zentripetal, d.h. der hochwertigste Teil befindet sich im Zentrum der Spirale. Alle Lebenssymptome wie etwa der aufrechte Gang sind keine Produkte materieller Wechselwirkungen, sondern gehen aus der Levitation hervor. Als Schnittstelle zwischen geistiger und physischer Realitätsebene sah Schauberger das Wasser. Das Wasser entsteht aus diesen feinstofflichen Energien, die sich zu stofflichem Wasser verdichten.

In der von *Rudolf Steiner* (1861-1925) begründeten Wissenschaft vom Geist findet sich die folgende Sichtweise: (31)

Es gibt eine Polarität erster Ordnung: Schwere - Leichte. Und es gibt eine Polarität zweiter Ordnung: Schwerkraft - Stützkraft.

Die Polarität zweiter Ordnung bildet die Verhältnisse innerhalb der Schwere ab. Die Newtonsche Physik würde sagen: Schwerkraft und Stützkraft bedingen sich gegenseitig.

Die Polarität erster Ordnung wird folgendermaßen charakterisiert: Die Schwere ist zentripetal drückend. Die Leichte-Kräfte wirken von der Peripherie her und ziehen alles weg von der Erde in das Kosmische hinein. Dieser kosmische Raum ist als eine Art nichtphysischer Gegenraum zu denken, der von Lebenskräften erfüllt ist.

Diese Polarität erster Ordnung findet sich auch *im* menschlichen Körper selbst: Die festen Bestandteile des Körpers sind zentripetal gerichtet. Die Körperflüssigkeiten wie das Blut sind in einem Wechselspiel zwischen den zentripetalen und den peripheren Kräften. Sie strömen auf und ab. Der Flüssigkeitsbereich ist durchzogen von den - nichtstofflichen - Lebenskräften, der Vitalorganisation. Diese hat immer das Bedürfnis in sich nach Ausdehnung, sie ist Träger aller Leichtekräfte im Menschen.

---

31) Ernst Lehrs, Mensch und Materie, Frankfurt a.M. 1953

3.6 Fazit

Ein Fazit der Diskussion um die Schwerkraft lässt sich erkenntnistheoretisch und ontologisch formulieren:

- Erkenntnistheoretisch kann man sagen: Die vorgestellten Denkmodelle und Erklärungsmöglichkeiten nähern sich den Phänomenen der Schwerkraft von verschiedenen Seiten her. Sie schließen sich - so gesehen - nicht gegenseitig aus, sondern bilden ein breites Spektrum der Wirklichkeit ab. Denn: „Einander widersprechende Ideen können durchaus nebeneinander bestehen, wenn sie aus verschiedenem Stoff gemacht sind und unterschiedliche Methoden und Ziele haben. Jede von ihnen sagt uns etwas Wichtiges darüber, wie wir im Universum existieren." (32)

- Ein ontologisches Fazit bietet der Quantenphysiker *David Bohm* (1917-1992) an. Er geht davon aus, dass sich Geist und Materie von einem gemeinsamen Grund abheben. Diesen Grund bezeichnet er als „implizite" Ordnung. Beide, Geist und Materie, sind eine „explizite" Ordnung dieses gemeinsamen Grundes. Da sie sich von ihrem impliziten Grund durch Entfaltung abheben, so falten sie beide diesen Grund in sich ein, und damit falten sie sich gegenseitig ein, so dass ihre Beziehung von Grund auf eine innerliche (internale) ist.

  Auf diese Weise kann man alle Unterschiede, die man zwischen Geist und Materie findet, anerkennen, ohne dadurch in einen Dualismus zu verfallen. Die explizite Ordnung der Materie ist die Welt der physikalischen Phänomene. In sie eingefaltet ist die geistige Welt von „Schwere und Leichte" im Sinne von Phänomenen geistiger Wesensart. Die explizite Ordnung des Geistes sind „Schwere und Leichte" im Sinne von Phänomenen geistiger Wesensart. In sie eingefaltet sind materielle Phänomene wie die Schwerkraft. (33)

---

32) Neil Postman, Keine Götter mehr – Das Ende der Erziehung, 1995

33) Die implizite Ordnung - Ein Vortrag von David Bohm (1983), in: Andere Wirklichkeiten, hgg.. v. Reiner Kakuska, München 1986

4. Die Plastizität der Körperstruktur

4.1 Wie Strukturelle Integration auf die Faszien wirkt

Im Kapitel über die Faszien wurden deren Plastizität und die daraus folgende Veränderbarkeit der Körperstruktur bereits angesprochen (S. 28 f.). An dieser Stelle sollen die wichtigsten Thesen, welche diese Veränderbarkeit erklären können, vorgestellt werden:

1. Ida Rolf postulierte: Der Aggregatszustand der Grundsubstanz der Faszien kann sich durch die Anwendung von Energie (Hitze oder mechanischer Druck) vom festen Gel-Zustand in den flüssigen Sol-Zustand verändern.

   Der Faszienforscher *Robert Schleip* meint dazu: Verfestigtes Gel in der Grundsubstanz des Bindegewebes kann unter Druck nur *vorübergehend* flüssig werden und in den Sol-Zustand übergehen. Er räumt zwar ein, dass das Gewebe während des vorübergehenden Sol-Zustandes im positiven Sinn verformt werden kann. Nach der Manipulation verfestige sich das Material aber wieder, gehe erneut in den Gel-Zustand über.

   Es gebe allerdings zwei Aspekte, unter denen das Gel-Sol-Konzept durchaus Sinn mache. Zum einen kann durch manuelle Intervention die Erneuerungsgeschwindigkeit in der Grundsubstanz erhöht werden. Ein zweiter Aspekt ergibt sich, wenn man das Nervensystem mit in den Blick nimmt: Wenn nämlich die Zwischenraum-Fasern nervlich stark stimuliert werden, kann das zu einem Ausfluss von Plasma aus den Blutgefäßen in die Zwischenraum-Flüssigkeit führen. Diese Veränderung der lokalen Flüssigkeitsdynamik bedeutet eine Veränderung in der Viskosität (Fließfähigkeit) der extrazellulären Matrix.

2. Fehlen dynamische Dehnbelastungen, wie etwa beim bewegungsarmen Menschen oder bei altersbedingten Schonhaltungen, verlieren die Fasern ihre wellenförmige Struktur, weil sich zunehmend ungeordnete, planlose Querverbindungen entwickeln. Dies geht mit einem Verlust der elastischen Bewegungsqualität einher, es bilden sich Adhäsionen und Verklebungen, das Gewebe verfilzt zunehmend. (34) Strukturelle Integration hingegen regt den Aufbau einer jüngeren Kollagenstruktur an. Diese ordnet sich dann

---

34) Jarvinen et al., 2002

in der dafür typischen, wellenförmigen Architektur an und steigert die elastische Speicherkapazität.

3. Die Piezoelektrizität beschreibt die Änderung der elektrischen Polarisation und somit das Auftreten einer elektrischen Spannung an Festkörpern, wenn sie elastisch verformt werden. Die Faszien sind solch ein kristallines piezo-elektrisches System. Sie binden das Körperwasser in einer hochgeordneten Art und Weise. Wasser in einem geordneten Muster ist fähig, Informationen zu speichern. Ungeordnetes Wasser kann das nicht.

   Kurzfristige Veränderungen – so Robert Schleip - sind dadurch nicht zu erklären. Aber: Wenn durch manuelle Intervention die Erneuerungsgeschwindigkeit in der Grundsubstanz erhöht wird, dann macht das Piezoelektrik-Modell wieder Sinn. Siehe 4. These

4. Das weiche Fasziengewebe macht 80% unseres Körpers aus. Es befindet sich im Zwischenraum zwischen den Zellen, den Blutgefäßen, den Lymphbahnen und den Nervenenden. Dieses fasziale Zwischenraumgewebe versorgt die Organzellen mit Sauerstoff, ernährt sie, entsorgt die Schlackenstoffe, die in den Zellen anfallen und leitet wichtige Botenstoffe aus dem Blut weiter. Gleichzeitig ist es die Heimat der Körperabwehr.

   Veränderungen von Zell-Strukturen durch mechanischen Druck beeinflussen die biochemischen Vorgänge in und zwischen Zellen. Myofasziale Manipulation kann also zur Optimierung des Systems beitragen. Beispiel: Während einer isometrischen Dehnung wird Wasser herausgepresst, das dann in der folgenden Ruheperiode wiederaufgefüllt wird. Wenn Dehnung und Ruhepause lang genug sind, ist nachher sogar mehr Wasser vorhanden als vorher.

5. Für Robert Schleip spielt das Nervensystem eine herausragende Rolle (siehe These 1). Schon *Andrew Taylor Still*, der Begründer der Osteopathie, schrieb: „Wenn man mit den Faszien zu tun hat, handelt man mit den Zweigstellen des Gehirns."

   Ein Experiment brachte Schleip auf diese Spur. Er registrierte, dass das Gewebe bei vollnarkotisierten Patienten nicht so reagiert, wie wenn eine neurale Verbindung da ist. Allerdings ist nicht klar, ob das nur auf den Ausfall des Nervensystems zurückzuführen ist. Anästhetika können nämlich auch das Funktionieren von Mikrotubuli und Mikrofilamenten auf Zellebene stören. Zudem könnte es auch sein, dass dieser Effekt der Anästhetika auf die neuronale Aktion wirkt. Diese Fragen bleiben ungeklärt.

Erwiesen ist aber, dass es einen engen Zusammenhang zwischen Faszien und Nervensystem gibt. Denn die Faszien sind reich mit Mechanorezeptoren besiedelt, die bei der Strukturellen Integration adressiert werden:

Rezeptor-Typ	Lokalisation	reagieren auf...	Resultate
Golgi	- Myotendinöse Verbindungen - Anheftungs- - stellen von A-poneurosen - Ligamente peripherer Gelenkkapseln	- Golgi Sehnenorgan: Muskelkontraktion - andere Golgi-Rezeptoren: evtl. nur auf starke Dehnung und Gleichgewichtsveränderungen	- Tonusreduktion in gestreiften Muskelfasern. - Regulation des Gleichgewichts im Schwerkraftfeld
Pacini	- muskuläres Gewebe und Verbindung zur Sehne - tiefe Gelenkkapselschichten, - Wirbelligamente	Schnelle Druckveränderungen und Vibrationen	- Propriozeptives Feedback für die Bewegungskotrolle (Kinästhetik), - erhöhte Propriozeption
Ruffini	- Ligamente peripherer Gelenke, - Dura mater, - äußere Gelenkkapselschichten, - Gewebe, die verbunden sind mit Dehnung	- schnelle sowie anhaltende Druckveränderungen, - laterale Dehnung	- Einschränkung der Sympathikus-Aktivität und damit Senkung des Muskeltonus, - erhöhte Propriozeption
Rezeptoren im Zwischenraumgewebe	- überall, sogar in Knochen, - Höchste Dichte in der Knochenhaut	Schnelle sowie anhaltende Druckveränderungen	Feinregulierung von Blutfluss und Stoffwechsel, erhöhte Propriozeption

6. Es gibt fasziale Muskelzellen, die Myofibroblasten. Diese Zellart stellt eine Zwischenform von glatten Muskelzellen und Bindegewebszellen (Fibroblasten) dar, insbesondere im Perimysium.

   Wie bereits im Kapitel über die Bedeutung der Faszien erwähnt, haben die Anatomen *Jochen Staubesand*, *Hartmut Heine* sowie die Faszienforscherin *Helene Langevin* unabhängig voneinander festgestellt, dass Akupunkturpunkte räumlich mit Bündeln von Blutgefäßen und Nerven zusammentreffen. In der Tiefe der Akupunkturpunkte ziehen Gefäße/Nervenbündel in einer kleinen Lücke durch eine feste Hülle aus kollagenem Bindegewebe, welche Muskeln und Unterhautgewebe voneinander trennt. Die faszialen Muskelzellen ermöglichen es auf diesem Wege dem vegetativen Nervensystem, die fasziale Vor-Spannung unabhängig vom Muskeltonus zu regulieren.

James Oschman gibt weitere – bislang freilich wenig erforschte - Hinweise auf die Wirkungsweise von Struktureller Integration auf die Faszien:

- Kalkulationen der Natur der Vibrationen, die in hoch organisierten Systemen wie den Kollagenanordnungen bestehen, erbrachten: Dieses Gefüge vibriert extrem stark bei sehr hohen Frequenzen und erzeugt sehr kohärente Energiefelder. Je integrierter im Sinne von Struktur das Gewebe wird, desto mehr wird es energetisch kohärent. Das ermöglicht zudem eine Koppelung der Energiefelder von Behandler und Klient in beiden Richtungen. Der Klient reagiert also besser auf Input und der Behandler bekommt mehr Informationen. Ein synergetisches Feedback-System.
- Kollagenfasern haben lange, spiralförmige Moleküle. Sie sind umgeben von spiralförmigen Wassermolekülen. Wenn Ladung durch das Kollagen fließt, ordnen sich die Wassermoleküle um das Kollagen. Eine Rolle könnten auch die Soliton-Wellen spielen. Sie bestehen aus Energie mit laserartigen Qualitäten, die sich durch die Matrix bewegen, ohne Energie zu verlieren und ohne desorganisiert zu werden. Sie können durch elektromagnetische Felder, Berührung und Bewegung erzeugt werden. Sie hinterlassen in allen Zellen (nicht nur in Nervenzellen) Erinnerungen in Form von zytoskeletalen Strukturmustern und/oder Vibrationen. Beispiel: Eine Klientin spürt bei Behandlung des proximalen Endes des Ellenknochens ein Prickeln an der Stelle des Oberschenkels,

wo früher Gewebe für den Ellenbogenknochen entnommen worden ist.

- Blut und der elektrische Fluss durch den Aortenbogen lassen ein weites Feld entstehen. Die Arterien und Venen haben ebenfalls spiralige Rillen, sind ebenfalls elektrische Leiter. Der Kern des Körpers hat also wahrscheinlich energetische, elektrische Aspekte. Strukturelle Integration könnte eine bessere energetische Resonanz zwischen dem doppelt-spiraligen Herzen und dem doppelt-spiraligen Arrangement der Muskeln einerseits und der Muskulatur der Rückenstrecker andererseits herstellen und so das Phänomen des Lifts hervorrufen.
- Der *Biochemiker Martin Pall*, konnte zeigen, dass das Kardiogramm des Behandler-Herzens die Gehirnwellen des Klienten mitnimmt, selbst wenn die Hand des Behandlers 30 cm vom Körper des Klienten entfernt ist. Außerdem konnte er die Effekte minimaler elektromagnetischer Felder auf Körperzellen nachweisen. Diese Wirkungen können darin bestehen, dass sie die Heilung von Gewebe (z.B. Nerven, Knochen, Ligamenten und Kapillaren) stimulieren. Abhängig sind diese Effekte von einer sehr spezifischen Intensität und Frequenz der Emissionen des Behandlers (02-30 Hz).

4.2 Veränderbarkeit oder genetische Festlegung?

Die Frage der Plastizität des menschlichen Organismus, also die Frage, inwieweit der menschliche Organismus veränderbar ist, wurde und wird in einer vom Neodarwinismus stark beeinflussten Biologie/Medizin eher negativ beurteilt:

- Wie bereits bei der Beschreibung des reduktionistischen Paradigmas erwähnt, wird behauptet, die biologische Form sei reduzierbar auf seine biochemischen Komponenten und deren kausale Interaktionen. Tatsächlich aber ist es so:

  Für den Ursprung und die Entwicklung von Zellen, Geweben und Organen (Morphogenese) sind nicht deren Inhalt oder Zusammensetzung entscheidend, sondern ihre Organisation/Struktur. Beispiel: Morphogenetisch identische Amphibien haben große DNA-Unterschiede, während Menschen und Schimpansen, die große morphogenetische und Verhaltensunterschiede aufweisen, eine ähnliche DNA besitzen. Eine schöne Analogie zum Verhältnis von Form und Inhalt stammt vom Physiker *Hans-Peter Dürr*:

„Man kann mit dem Mikroskop die Linien einer Schallplatte ansehen, aber dennoch absolut nicht verstehen, dass hier in diesen Rillen eine Symphonie verborgen ist, nämlich in der Form, nicht in der Substanz. " (35)

- Des Weiteren wird behauptet: Form und Morphogenese sind in den Codes der Gene verwurzelt. Denn Modifikationen durch die Umwelt könnten vom Körper nicht in die Zelle, welche Sperma oder Ei produziert, eindringen. Die Umwelt könne genetisches Material nicht plötzlich/schnell verändern.

  Inzwischen ist jedoch erwiesen:

  - Die angesprochene Barriere ist nicht absolut. Messenger-RNA kann in DNA (Träger der Erbinformation) überführt werden. Innerhalb einer Generation können Veränderungen in der DNA durch die Umwelt verursacht werden. Erbe ist Eigenschaft des ganzen Systems, nicht nur der Gene. (36)
  - Die Form eines Organismus kann vom Menschen durch aktiv herbeigeführte Veränderungen seiner Lebenswelt verändert werden. Und diese veränderte Form kann vererbt werden, ohne eine korrespondierende Veränderung der Gene (*Tracy M. Sonneborn*). Außerdem können Veränderungen in der Zellstruktur ererbte oder erworbene genetische Fixierung verändern. (37)
  - Wie effektiv ein Organismus seinen genetischen Code in geordnete Muster von Morphologie und Verhalten umsetzt, hängt stark ab vom Grad seiner guten und integrierten Organisation auf allen Ebenen. (38)

    Fazit: Lebewesen verändern aktiv nicht nur ihre Lebenswelt, sondern auch ihr Vererbungsgeschehen.

---

35) Focus 52/1996

36) Mae-Wan Ho, P. Saunders, S. Fox

37) C.H. Waddington, britischer Entwicklungsbiologe und Genetiker

38) E. Metchnikoff, russischer Anatom und Biologe

5. Veränderung als Prozess

Strukturelle Integration versteht sich als prozessorientierte Arbeit, und zwar in mehrfacher Hinsicht:

Schrittweise Veränderung der Gesamtstruktur und der Bewegungsmuster

Die Effektivität der Strukturellen Integration beruht unter anderem darauf, dass sie nicht symptomorientiert in Form sogenannter Fix-it-Interventionen arbeitet, sondern an den zugrundeliegenden Zusammenhängen. Deshalb geht sie *schrittweise* vor und arbeitet mit der *gesamten* Körperstruktur sowie entsprechenden Bewegungsmustern.

Physiologische Veränderungen

Konsistenz und Anordnung der verschiedenen Arten der Faszien – von lockeren bis hin zu festen kollagenreichen Fasern – verändern sich in sehr unterschiedlichem Tempo, von Sekunden bis hin zu Monaten. Bei den Knochen muss man sogar in Siebenjahresrhythmen rechnen. Auch unter diesem Gesichtspunkt spielt Zeit also eine Rolle.

Die Veränderung der Bewegungsqualität

Die Veränderung der Körperstruktur dient schlussendlich der Verbesserung der Bewegungsqualität. Bewegungslernen ist ein Erfahrungslernen auf der sensorischen, der seelischen und der Verstandesebene. Die Klientin wird nur das wirklich verinnerlichen und umsetzen können, was durch ihre Erfahrung gegangen ist. Es geht darum, neue Fähigkeiten hervorbringen.

Nachdem die gewohnten Bewegungsmuster in die bewusste Wahrnehmung gehoben worden sind, und auf die angedeutete Weise alternative Möglichkeiten erlebt und gegebenenfalls reflektiert wurden, ist es anschließend nötig, die Ergebnisse mittel- bis langfristig wieder in einen Zustand von gewohnheitsmäßigen Fähigkeiten zu überführen. Dadurch werden neue Bewegungsformen zu integrierten Anteilen des persönlichen Bewegungsrepertoires. Der ganze Prozess ähnelt dem, was sich beim Lernen eines Instrumentes abspielt.

Solche Lernprozesse können spontan und schnell ablaufen, sie erstrecken sich aber in der Regel über Wochen, Monate und Jahre.

Eine Voraussetzung bzw. Begleiterscheinung neuer, ökonomischerer Bewegungsformen ist die Veränderung des *Körperschemas*. Das innere Körperschema ist ein inneres Körperbild über räumliche Beziehungen. Es beeinflusst lokal und global die Muskelkoordination und basiert auf Wahrnehmung, d.h. auf propriozeptiven und Sinneseindrücken. Außerdem ist es nicht auf den Körper beschränkt, sondern schließt den umgebenden Raum mit ein. Das Körperschema funktioniert oft unbewusst und automatisch. Seine Wandlung braucht Zeit.

Der Prozess seelischer Veränderungen

Bei der Strukturellen Integration sind Veränderungen auf der seelischen Ebene nicht selten Begleiterscheinung oder Ergebnis der Wandlungen auf der leiblichen Ebene.

Sie können sogar eine Voraussetzung dafür sein. So spielt z.B. neben dem oben erwähnten Körperschema das jeweils bestehende *Körperimage* eine große Rolle. Dieses basiert auf der Biografie, auf Tabus, Idealen, Glaubenssätzen und Lebenshaltungen. Es beinhaltet die seelischen Bedeutungen, die der jeweilige Mensch seiner Wahrnehmung des eigenen Körpers gibt. Diese Wahrnehmung bestimmt seine Bewegung, seine Gestik. Das Körperimage filtert den sensorischen Input und beeinflusst damit natürlich auch die Bewegungskoordination.

Selbst wenn ein Klient ohne seelische Motivation Veränderungen von Haltung und Bewegung anstrebt, kann es sein, dass diese Veränderungen die Notwendigkeit nach sich ziehen, in bestehenden persönlichen Beziehungen, im Berufsleben usw. ebenfalls etwas zu verändern.

Auch hier gilt: Solche Transformationsprozesse psychischer Natur können spontan und schnell erfolgen, sie erstrecken sich aber in der Regel über einen gewissen Zeitraum. Diesen Prozess kann ein Praktizierender der Strukturellen Integration durch Kenntnisreichtum und eine empathische Grundhaltung professionell begleiten.

6. Physis und Psyche

Die Methode der Strukturellen Integration kann eine gegebenenfalls sinnvolle Psychotherapie nicht ersetzen. Andererseits sind – wie im vorherigen Abschnitt bereits angesprochen wurde - Körper, Seele und Geist nicht voneinander zu trennen.

Körperstruktur und Bewegungsmuster eines Menschen sind immer auch Ausdruck seiner seelischen Persönlichkeit. Umgekehrt haben eine individuelle Körperstruktur und individuelle Bewegungsmuster einen Einfluss auf die seelische Persönlichkeitsebene. Diese Zusammenhänge äußern sich in ihrer Konsequenz auf verschiedene Weise:

- Strukturelle Integration kann seelische Transformation anregen bzw. unterstützen. Sehr viel hängt dabei einerseits von der Bereitschaft des Klienten ab, sich darauf einzulassen, und andererseits von der Fähigkeit des Praktizierenden, solche Prozesse angemessen zu begleiten.
- Eine positive Entwicklung auf der seelischen Ebene während des Prozesses struktureller Integration kann positive Veränderungen auf der Ebene von Struktur und Bewegung befördern.
- Andererseits können Hindernisse seelischer Natur eine positive Entwicklung von Struktur und Bewegungsqualität hemmen.

Es geht also darum, professionell auch die seelische Ebene miteinzubeziehen. (39)

---

39) *Dieses umfangreiche und komplexe wird im Band 6 des Handbuchs behandelt.*
Relevante Inhalte zu psychosomatischen Zusammenhängen finden sich außerdem in den Bänden 1 (Bewegung; Atem) und 5 (Arbeit mit Kindern, Jugendlichen und älteren Menschen; Schwangerschaft und Geburt; Krankheitsbilder und Symptome).

Die Arbeitsstrategie und ihre Regeln

I. Ziele der Strukturellen Integration

1. Übergeordnete Ziele

Man nennt das schön, dessen Teile in entsprechenden Verhältnissen zueinander stehen; denn aus der Harmonie der Teile entspringt das Wohlgefallen. Ein Mensch erscheint dann als schön, wenn seine Glieder in entsprechendem Verhältnis zueinander stehen. *

Dante Alighieri (Dichter und Philosoph, 1265-1321) (1)

Schönheit ist die stimmige Angleichung der Teile zueinander und zum Ganzen.

Werner Heisenberg (Physiker, 1901-1976)

Eine Methode wie die Strukturelle Integration definiert sich nicht durch Techniken, sondern durch Ziele, die auf bestimmten Prämissen basieren und sich einem bestimmten Paradigma zuordnen lassen.

Das Ziel der Strukturellen kann man so formulieren:

Strukturelle Integration ist die Philosophie, Wissenschaft und handwerkliche Kunst der Integration der Struktur des menschlichen Körpers im Raum unter den Bedingungen der Schwerkraft mit dem zentralen Ziel einer optimalen Bewegungsqualität.

Im Zusammenhang mit dieser Zielsetzung gibt es einige Begriffe, die in dieser Methode eine elementare Bedeutung haben:

Integration

Der Begriff beinhaltet fünf Aspekte:

1. Die Integration der verschiedenen Körperregionen und ihrer Beziehungen untereinander in die Gesamtstruktur.
2. Eine optimale Beziehung des Körpers zum umgebenden Raum und zur Schwerkraft.

---

1) *Zitat nach R. Assunto, Die Theorie des Schönen im Mittelalter, Köln 1963, S. 184*

3. Die Transformation der integrierten Struktur in eine ökonomische Bewegungsart.
4. Die Integration psycho-sozialer Aspekte in den somatischen Prozess.
5. Die Überführung der Ergebnisse struktureller Integration in den Alltag.

Balance/Gleichgewicht

Der Begriff der Balance bezieht sich nicht nur auf das Verhältnis rechts-links, sondern beinhaltet außerdem die Dimensionen vorn-hinten, oben-unten und innen-außen.

Eine optimale Balance darf nicht verwechselt werden mit absoluter Symmetrie. Schon die Anordnung der inneren Organe im Rumpf des Menschen ist nicht komplett symmetrisch.

Gleichgewicht ist nichts Statisches, sondern etwas Dynamisches, was in der Bewegung immer wieder neu entsteht. Denn jede Bewegung ist eine Störung des Gleichgewichts. Ausbalanciert ist der Mensch also, wenn er das Potential hat, immerfort ein neues, möglichst optimales, Gleichgewicht herzustellen.

Ida Rolf betonte: „Wir kreieren nicht die Balance, sondern wir schaffen Raum, so dass Balance sich ereignen kann."

Die innere Vertikalachse (Linie)

Im Verständnis von Ida Rolf war die innere Vertikalachse das Prinzip im Menschen, das – Himmel und Erde verbindend – den menschlichen Körper energetisch durchdringt und organisiert.

Wie hoch sie diese innere Linie einschätzte, geht aus folgender Geschichte hervor. *Emmett Hutchins*, ein Schüler von Ida Rolf, war in den letzten Momenten ihres Lebens bei ihr. Sie fragte ihn: „Wer wird dein Lehrer sein, wenn ich gegangen bin?" Er wusste nicht, was er antworten sollte. Sie sah ihn an und sagte: „Deine ‚Linie' wird dein Lehrer sein."

Die innere Vertikalachse ist nicht eindimensional zu verstehen. Es handelt sich vielmehr um einen inneren Raum, der sich um die Schwerkraftlinie bzw. Unterstützungslinie herum organisiert.

Klientenzentrierte Zielsetzung

Jeder Klient, der Sitzungen nehmen möchte, bringt ganz persönliche Vorbedingungen mit und hat seine eigenen Vorstellungen darüber, was er mit der Strukturellen Integration erreichen will (siehe *Vorgespräch*, S. 97 ff.). Dieser Umstand konkretisiert und modifiziert das generell formulierte Ziel der Strukturellen Integration.

Dieses Ziel verwirklicht sich also bei jedem Menschen in individueller Weise. Eine Analogie kann dies veranschaulichen: Eine Sinfonie hat ein Leitmotiv, das in der Einleitung präsentiert wird. Im folgenden Teil, der Durchführung, erfährt dieses Motiv unterschiedliche Variationen.

2. Gibt es eine ideale Körperstruktur?

Ein freudiges Strahlen der Gesundheit wird nur dann erreicht, wenn der Körper mehr seinem angeborenen Muster entspricht. Dieses Muster, diese Form, diese platonische Idee, ist die Blaupause für die Struktur.

Ida Rolf (2)

Jede Methode zur Förderung menschlicher Entwicklung hat eine Zielrichtung und Kriterien, nach denen man beurteilen kann, wie erfolgreich man das Ziel verfolgt. Es muss solche Kriterien geben, wenn nicht völlige Willkür in der Charakterisierung des Ziels herrschen soll. Es ist wie beim Wandern. Bevor man losläuft, bestimmt man die Richtung der Wanderung. Dies ist notwendig, selbst wenn man noch nicht weiß, auf welchen Wegen man sich dem Ziel nähert und wie weit man dabei kommt.

Die obige und andere Aussagen von Ida Rolf zeigen, dass sie von einer idealen Körperstruktur für alle Menschen ausging, von einer Art Vorlage, einem Vorbild. Diese Blaupause, so Ida Rolf, werde dem Menschen jedoch nicht von außen aufgedrängt, sondern sie ist im Menschen angelegt: „Das Strukturmuster, das wir im Auge haben, ist bereits vorhanden; die Arbeit der Strukturellen Integration zielt weniger darauf ab, ein solches Muster zu schaffen, als vielmehr darauf, es freizulegen." (3)

Die Blaupause gibt die Richtung an, auf die man sich hin orientiert, aber: „Man hat noch nie und wird wahrscheinlich nie einen perfekt ausbalancierten Körper sehen. Wir sind einfach nicht so gebaut. Aber wir können uns diesem Ideal annähern." (4)

Externer Standard oder dem Menschen wesensgemäß?

Zu diesem Thema hat es immer wieder unterschiedliche Auffassungen gegeben. Der zentrale Punkt der Kritiker dieser Sichtweise lautet: Die Vorstellung einer idealen Körperstruktur ist eine Idee, also ein externer Standard, der dem einzelnen als „normal" übergestülpt wird. An Stelle dieses Ideals sollte das gelten, was sich als natürlich und ureigen im Sein *der einzelnen Person* entfaltet.

---

2) Ida Rolf, Rolfing Strukturelle Integration, S. 18

3) Ida Rolf, Rolfing – Rolfing. Strukturelle Integration, S. 29

4) Ida Rolf, Tonmitschnitt

Zur Klärung dieses Streitpunkts kann uns Goethes Begriff vom *Urtypus* weiterhelfen. Goethe war der Auffassung, dass hinter den einzelnen Menschen ein gemeinsamer Urtypus. Dieser wirkt in allen Menschen gestaltend (siehe S. 15). Er ist das Gesetz, welches die biologische Gestalt konstituiert. Jeder gehorcht diesem gemeinsamen Gesetz, doch jeder vollzieht es auf einmalige Weise. *Wie* er es vollzieht, ist abhängig von seiner Individualität, die wiederum mit äußeren Umständen korrespondiert.

So gesehen kann man von einem Urbild der perfekten Körperstruktur sprechen. Diese ist als Idee zu betrachten, als die Innenseite des Menschen. Als urbildliche Form lebt sie sich im Menschen dar, macht sein Wesen aus. Sie belebt und gestaltet die Form. Die gestaltenden Kräfte, die Bildekräfte/Lebenskräfte sind eine Bewegungsspur, die in den Raum gezeichnet wird und die sich mit Materie füllt. So wird sie sinnlich sichtbar.

Aber gibt es diesen Urtypus menschlicher Gestalt überhaupt, diese urbildliche Form des Menschen als Ausdruck seines Wesens? Beobachtungen in Bezug auf die Unterschiede der Evolution bei Mensch und Tier berechtigen zu dieser Annahme:

Die Spezialisierung galt bislang als für Mensch und Tier gleichermaßen gültiges Gesetz der evolutionären Entwicklung. In Wahrheit unterscheidet sich die menschliche Form von der tierischen dadurch, dass sie sich einer Spezialisierung weitgehend enthält. Diese Tatsache deutet darauf hin, dass es eine genuin menschliche Form gibt. Hier einige Beispiele dafür, dass beim Menschen – im Gegensatz zum Tier - nicht Spezialisierung, sondern Retardation (Zurückhalten) kennzeichnend ist für sein evolutionäre Entwicklung:

- Schädel- und Kieferform des Affenjungen sind menschenähnlich, entwickeln sich dann aber weiter zur typischen Affenform [Abb. 1.9], spezialisieren sich also. Beim heranwachsenden Menschen wird diese Entwicklung zur Spezialisierung aber zurückgehalten.
- In einer bestimmten embryonalen Entwicklungsphase entwickeln sich beim Menschen wie beim vierfüßigen Tier die Arme in einer Außenrotation. Bei den Tieren entwickelt sich diese Rotation zu einer Innenrotation, während der Mensch bei der Außenrotation bleibt.

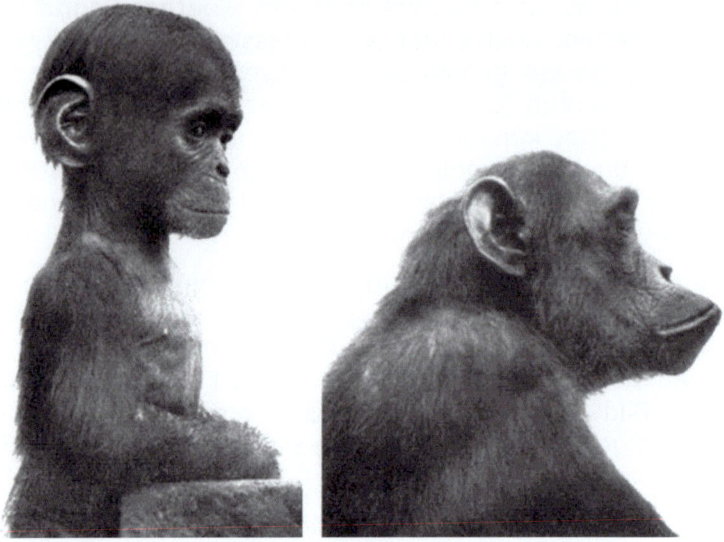

Abb. 1.9 Kopf eines Schimpansenjungen und eines erwachsenen Schimpansen

- Auch die Zehen entwickeln sich in der Embryonalphase bei Menschen und Primaten zunächst gleich. Dann tritt beim Affen die Spezialisierung ein: die Zehen werden länger, der große Zeh rotiert und steigt ab gegenüber den anderen Zehen. Auch hier finden wir beim Menschen keine Spezialisierung, sondern eine Retardation.

Man kann also davon ausgehen, dass der Urtypus des Menschen schon als ein geistiger und in seiner Manifestation nach und nach sich steigernder Keim im ursprünglichen Bauplan der Säugetiere veranlagt ist.

Eine scheinbare Paradoxie

Scheinbar gibt es aber doch eine Unvereinbarkeit zwischen dem Postulat einer allgemein gültigen idealen Körperstruktur einerseits und dem der Individualität angemessenen Körperstruktur:

Im Prozess struktureller Integration sollen sich die Struktur und die Bewegungsmuster des Einzelnen Richtung idealer Körperstruktur verändern. Das Erreichen dieses für alle Menschen gleichen Ziels soll dem Menschen mehr individuelle Möglichkeiten eröffnen in der Art sich zu bewegen.

Das ist scheinbar paradox, denn bei der Annäherung des Ziels einer für alle Menschen gültigen optimalen Körperstruktur müssten sich die vorherigen individuellen Eigenheiten des Einzelnen in Bezug auf seine Struktur und seine Bewegungsart doch eigentlich verringern. Auf die Menge aller mit Struktureller Integration behandelter Einzelmenschen bezogen bedeutet dieses Paradox, dass diese Menschen strukturell und bewegungsmäßig vor der Strukturellen Integration unterschiedlicher sein müssten als nachher, weil sie dann ja in Richtung einer allen Menschen gemeinsamen Blaupause behandelt wurden.

Der Widerspruch löst sich folgenermaßen auf: Im Verlauf des Prozesses gleichen sich Struktur und Bewegung unterschiedlicher Menschen zunächst an. Dann gibt es jedoch einen Punkt in diesem Prozess, von dem an die Menschen sich – auf einem höheren Niveau - wieder zu differenzieren beginnen in individuelle Stile von Struktur und Bewegung. Der bildende Künstler und Theatermann *Oskar Schlemmer* drückte das so aus: „Das Gesetz der Form gibt Freiheit des Ausdrucks." (5)

Dies ist vergleichbar dem Sprachenlernen in einer Klasse. Anfangs machen die Schüler Fehler, und zwar jeder Schüler ganz individuelle Fehler. Im Verlauf der Zeit lernen sie, die Sprache korrekt zu sprechen. Dann gibt es einen Punkt in der Entwicklung, von dem an sie sich wiederum individuell ausdrücken, nun aber auf einem höheren Niveau. Ein anderer Vergleich findet sich in der Musik: Je komplexer das musikalische Thema einer Komposition, desto weniger Variationsmöglichkeiten bietet es. Wohingegen ein einfaches Thema mehr Variationsmöglichkeiten erlaubt.

Freilich kann es in Bezug auf das angestrebte Ideal keine Perfektion geben. Denn dies erzwingen zu wollen würde in Wirklichkeit desintegrierend wirken und – selbst wenn es gelänge - die natürliche und deshalb wünschenswerte individuelle Ausdifferenzierung behindern.

Bis zur Annäherung an einen optimalen Standard kann man in Bezug auf Struktur und Bewegung von falsch und richtig sprechen, von abweichend und normal. Ab einem bestimmten Zeitpunkt der Annäherung ist diese Bewertung jedoch nicht mehr möglich, weil jetzt Kriterien wie Authentizität, persönlicher Stil, individuelle Harmonie und Ästhetik gelten.

---

5) Dirk Scheper, Oskar Schlemmer, 1988, S. 33

3. Weitergehende Intentionen

Ida Rolf ging es um mehr als die physische Struktur. Sie sah ihre Methode als Vehikel, eine seelische und spirituelle Transformation des Menschen zu ermöglichen. Dabei hatte sie nicht nur die Entwicklung des Einzelmenschen im Blick, sondern die Evolution der Menschheit. Die folgenden Zitate von ihr belegen und erläutern diese ihre Intentionen:

„Ich persönlich bin nicht primär an der Entlastung von Symptomen interessiert, seien sie physisch oder mental. Ich bin interessiert am menschlichen Potential, und menschliches Potential an sich schließt die Linderung von Symptomen weder ein noch aus." (6)

„Wir sind nicht wirklich aufrecht, wir sind nur auf dem Weg, aufrecht zu werden. Dies ist eine metaphysische Überlegung. Eine der Aufgaben des Rolfers ist es, diesen Prozess zu beschleunigen. Wir wollen den Menschen davon wegbringen, dass die Schwerkraft sein Feind ist. Wir wollen ihn dahin bringen, dass sie ihn stärkt, dass sie eine Freundin ist, eine nährende Kraft." (7)

„Ich interessiere mich nicht nur für die physische Struktur, obwohl diese wirklich von grundlegender Bedeutung ist, insbesondere im Hinblick auf das physiologische Wohlbefinden. Was sind die psychologischen Eigenschaften, die Verhaltensweisen des Einzelnen und einer Gruppe, die aus solchen Individuen besteht? Wie würden sich diese vertikaleren Individuen im Vergleich zu beliebigen, weniger bewussten Menschen verhalten, die heute die Oberfläche der Erde bevölkern? (...) Die angemessene Integration der menschlichen Körper in das Gravitationsfeld ist ein langfristiges evolutionäres Projekt. Es ist noch nicht einmal die erste Seite aufgeschlagen worden. Es ist möglich, dass wir den ersten bewussten Evolutionsversuch erleben, den eine Spezies jemals unternommen hat." (8)

Dieser Anspruch Ida Rolfs mag manchem zu ambitioniert erscheinen. Aber die Absicht, eine ganzheitliche Entwicklung des Menschen zu fördern, ist erfahrungsgemäß nicht zu anspruchsvoll.

---

6) Ida Rolf, The Vertical-Experiential Side To Human Potential, März 1977

7) Ida Rolf, Zitat in: Ida Rolf Talks about Rolfing and Physical Reality, New York 1978

8) Ida Rolf, The vertical-experiential side to human potential, März 1977

II. Kategorien der Analyse und Synthese

Vor der Erstellung eines Behandlungsplans stehen Analyse und Synthese des Ist-Zustandes. Um diese leisten zu können, braucht es einen Katalog von Kriterien entlang mehrerer Kategorien. Diese Kategorien sind:

Struktur

Die Wahrnehmung der Körperstruktur ist die zentrale Kategorie.

(Dies ist das Thema des 2. Handbuchs)

Funktion

Die Wahrnehmung funktionaler Qualitäten, vor allem der Bewegungsqualität, ist eine weitere zentrale Kategorie.

(Dies ist das Thema des 1. Handbuchs)

Psycho-sozial-kultureller Kontext

Da Körperstruktur und Bewegungsqualität nicht isoliert für sich existieren, müssen psychologische, soziale und kulturelle Aspekte mitgesehen werden.

(Dies ist das Thema des 6. Handbuchs. Relevante Inhalte zu psychosomatischen Zusammenhängen finden sich außerdem in den Handbüchern 1 und 5.)

Energie

Gemeint sind Energiefelder und -ströme im Fasziennetzwerk. Naturgemäß ist der Begriff Energie vieldeutig. Er kann reichen von physikalisch messbaren Energien über psychische Energien bis hin zu geistigen Energien.

(Siehe S. 23 f., 40, 49, 53, 58 f. sowie Handbuch 6.)

Spirituelle Aspekte

Diese Kategorie spielt naturgemäß nur für solche Klienten bzw. Behandler eine Rolle, die neben Körper und Seele auch eine geistige Ebene des Menschen anerkennen.

(Dies ist ein Thema im Handbuch 6.)

III.Konstituierende Prinzipien und Regeln

Um nach der Feststellung des Ist-Zustandes eine Strategie für den Prozess struktureller Integration zu planen und durchzuführen, stellen sich dem Praktizierenden drei grundlegende Fragen:

- Womit beginne ich?
- Wie fahre ich fort?
- Wann ist die Arbeit abgeschlossen?

Die Antworten auf diese Fragen finden sich in bestimmten Regeln.

Dabei gilt es zu unterscheiden zwischen:

- *Regeln 1.Ordnung (Prinzipien)*

  Diese stellen die Prinzipien dar, die der Anwendung der Strukturellen Integration zugrunde liegen.

  und

- *Regeln 2.Ordnung*

  Diese erleichtern die Anwendung der Prinzipien, indem sie Erfahrungswerte in Form von Empfehlungen vermitteln.

1. Konstituierende Prinzipien (Regeln 1.Ordnung)

Sie beschreiben fundamentale Erfordernisse für die Integration eines menschlichen Körpers. Sie nennen also *notwendige* Bedingungen, unter denen Strukturelle Integration funktioniert. Sie gelten *immer*, d.h. sie bestimmen, was man immer tun muss und was man nie tun darf.

Sie stellen allerdings keine *hinreichenden* Bedingungen dar. Denn es kommen naturgemäß weitere Bedingungen hinzu: eine kluge Strategie, eine qualifizierte Behandlerin, ein veränderungsbereiter Klient usw.

Die fünf Prinzipien sind:

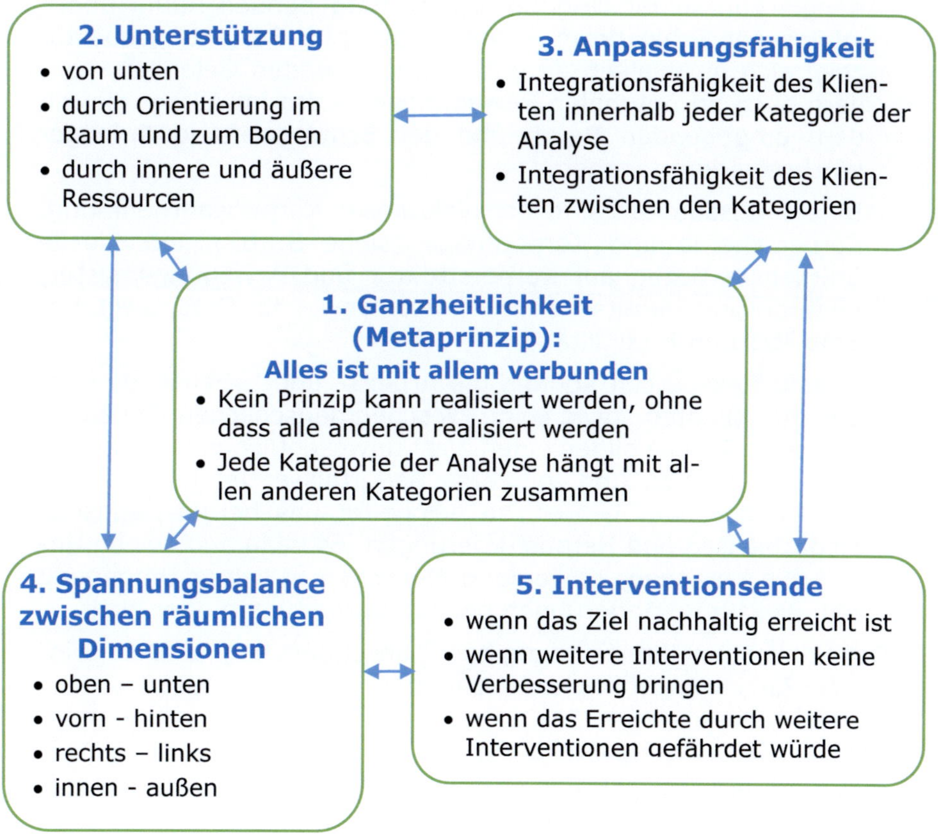

Erklärungen zu einzelnen Prinzipien

- Prinzip 1 (Ganzheitlichkeit)

  Es ist das den anderen Prinzipien übergeordnete Meta-Prinzip, weil es sie verbindet, indem es ihre wechselseitige Abhängigkeit formuliert. Außerdem betont es die wechselseitige Abhängigkeit der Kategorien der Analyse.

- Prinzip 2 (Unterstützung)
  - Strukturell und bewegungsmäßig braucht es immer eine gute physische Unterstützung vom Boden her. Die Stellung des Kopfes z.B. wird sich dauerhaft nur verändern lassen, wenn die darunterliegenden Segmente eine ausreichende Unterstützung bieten.
  - Körperstruktur und Bewegung des Menschen sind essentiell abhängig von seiner Orientierung im umgebenden Raum und – infolge der Schwerkraft – zum Boden hin. Bewegungsqualität zeigt sich nicht allein an gut funktionierenden Gelenken, sondern auch an optimalen Bewegungsmustern im Alltag, die mit dem umgebenden Raum und der Schwerkraftfeld in enger Wechselwirkung stehen.
  - Innere Ressourcen sind beispielsweise: Körperwahrnehmung, Körperschema und Körperimage (siehe S. 62), individuelle Stärken in Bezug auf Körperstruktur und Bewegungsmuster, Veränderungsbereitschaft der Person sowie der Grad seelischer Stabilität und Flexibilität.
  - Äußere Ressourcen können die Arbeits- und Lebensbedingungen des Klienten sowie seine zwischenmenschlichen Beziehungen sein. Sie alle bilden einen nicht unwesentlichen Hintergrund ihrer physischen und mentalen Bedürfnisse. Ist jemand z.B. Bauarbeiter oder Lehrer, so beinhaltet das berufsspezifische Möglichkeiten und Herausforderungen. Es kann auch einen Unterschied machen, ob jemand Menschen in seiner Umgebung hat, welche Veränderungen bei ihm unterstützen oder nicht.

  Das Prinzip der Unterstützung hängt besonders eng mit dem Prinzip der Anpassungsfähigkeit zusammen.

- Prinzip 3 (Anpassungsfähigkeit)
  - Manchmal sind lokale strukturelle Abweichungen für die Gesamtintegrität des Organismus unverzichtbar.

- Vor Sitzungen oder Einzelinterventionen gilt es, den Gesamtorganismus auf lokale Veränderungen vorzubereiten. Dieses Erfordernis bezieht sich auf alle Kategorien: strukturell, funktional, seelisch-sozial, energetisch. Einige Beispiele:
  - Vor einer Sitzung gegebenenfalls die atlantooccipitale Verbindung öffnen, damit sich dort nichts stauen kann.
  - Bevor die Beine strukturell einigermaßen organisiert sind, der Körper genügend Länge und eine ausreichende vorn-hinten-Balance hat, ist es wenig sinnvoll, Wirbelrestriktionen oder Rotationen von Wirbelsäulenabschnitten zu behandeln.
  - Wenn eine Klientin ihre aktuellen Bewegungs- und Haltungsmuster nicht kennt bzw. spürt, ist es schwierig, Alternativen zu erarbeiten.
  - Wenn sich ein Klient auf einem chronisch hohen Level von vegetativer Anspannung befindet, ist es sinnvoll, am Beginn einer Sitzung zunächst eine Entspannung zu erreichen.
- Nach Einzelinterventionen oder Sitzungen eine Integration der (lokalen) Veränderungen sicherstellen. Und zwar in Bezug auf alle Kategorien: strukturell in den Gesamtorganismus, funktional in die Bewegung und psycho-sozial in den Alltag. Beispiele:
  - Als Behandler muss ich vor dem Ende einer Sitzung schauen, wie sich lokale Veränderungen der Struktur auf die Gesamtstruktur ausgewirkt haben. Gegebenenfalls sind dann zusätzliche Interventionen nötig.
  - Ein nach hinten-unten gekipptes Becken wird man nur selten in eine normale Position bringen, wenn die manuellen Interventionen nicht ergänzt werden durch Bewegungsarbeit, etwa das Faltende Bücken.
  - Wenn eine Intervention traumatisches Material an die Oberfläche bringt, ist es notwendig, adäquat damit umzugehen, bevor die Sitzung beendet ist.
  - Es stellt sich stets die Frage, in welchem Ausmaß und wie ein Klient Veränderungen in seinem persönlichen Alltag anwenden bzw. umsetzen kann.

- Prinzip 4 (Spannungsbalance zwischen räumlichen Dimensionen)

  So wie bei der Saite einer Geige die Spannung in zwei entgegengesetzten Richtungen durch das Stimmen des Instruments ausgeglichen werden, sollen die polaren Längen und Spannungen innerhalb des myofaszialen Netzes ausbalanciert werden. Und dies im Hinblick auf die verschiedenen räumlichen Dimensionen: oben-unten, vorn-hinten, rechts-links und innen-außen.

- Prinzip 5 (Interventionsende)
  - Eine Intervention oder Sitzung ist beendet, wenn das jeweilige Ziel erreicht ist, und zwar nachhaltig.
  - Eine Intervention oder Sitzung ist beendet, wenn weitere Interventionen keine Verbesserung des Erreichten bewirken würden.
  - Gegen Ende einer Intervention oder Sitzung sollte man das Erreichte nicht dadurch gefährden, dass man weiterarbeitet, obwohl der Klient nicht mehr aufnahmefähig ist, oder dadurch, dass man ein neues Thema adressiert. Letzteres kann nämlich dazu führen, dass das eindrückliche Erleben einer bestimmten soeben stattgefundenen Veränderung auf Seiten des Klienten verblasst, oder – noch ungünstiger – ein neu auftauchendes Thema in der Sitzung nicht mehr ausreichend bearbeiten kann.

2. Strategische und taktische Regeln (Regeln 2.Ordnung)

Die Regeln zweiter Ordnung geben Hinweise, wie man auf der Grundlage der Prinzipien und in Übereinstimmung mit ihnen strategisch und taktisch vorgeht. Es sind Empfehlungen, wie man in bestimmten Situationen oder unter bestimmten Umständen am geschicktesten vorgeht. Sie beruhen auf der praktischen Erfahrung mehrerer Generationen von Praktikern.

Im Gegensatz zu den Regeln 1.Ordnung, den Prinzipien, können diese Regeln gegebenenfalls gebrochen werden. Denn was unter dem einem Gesichtspunkt oder für den einen Klienten richtig ist, kann unter einem anderen Gesichtspunkt oder für einen anderen Klienten falsch sein.

Ein Brechen dieser Regeln deutet entweder auf die Kompetenz eines erfahrenen Praktikers hin oder auf die Ignoranz eines Anfängers. Das bedeutet, dass man einen guten Grund haben sollte, wenn man eine dieser Regeln bricht.

Die strategischen und taktischen Regeln anzuwenden, hilft dabei, eigenständig Behandlungen ohne vorgegebene Protokolle zu planen und durchzuführen.

Bei den folgenden Formulierungen der Regeln ist zu beachten: Formulierungen wie „...geht vor..." usw. bedeuten *nicht* notwendigerweise eine *zeitliche* Abfolge! Sie sind vielmehr eine *logische* Abfolge. Der zeitliche Ablauf kann aufgrund anderer Regeln oder wegen der Beachtung der Prinzipien durchaus ein anderer sein.

Die Regeln zweiter Ordnung sind:

- *Beweglichkeit (Mobilität) geht vor Position.*

  Das heißt z.B.: Eine Veränderung von Fehlformen der Wirbelsäule ist nur erreichbar, wenn die Wirbelsäule ausreichend beweglich ist.

  Diese Regel ist eine Anwendung des Prinzips 3 (Anpassungsfähigkeit).

- *Differenzierung geht vor Integration.*

  Das heißt z.B.: Größere Bewegungseinschränkungen zwischen strukturellen Komponenten müssen beseitigt sein, bevor sie in ein neues räumliches Verhältnis zueinander gebracht werden können.

  Diese Regel ist ebenfalls eine Anwendung des Prinzips 3 (Anpassungsfähigkeit).

- *Primäre Verkürzungen (locked short) gehen vor sekundären Verkürzungen (locked long).* (siehe Handbuch 2, S. 59)

  Diese Regel ist eine Anwendung des Prinzips 4 (Spannungsbalance).

- *Äußere myofasziale Schichten gehen vor inneren Schichten (Zwiebel-Analogie)*

  Diese Regel ist eine Anwendung der Prinzipien 3 (Anpassungsfähigkeit) und 4 (Spannungsbalance).

- *Vorn/hinten Balance geht vor rechts/links Balance*

  Denn die Balance vorn-hinten ist fragiler als die Balance rechts-links.

  Diese Regel ist eine Anwendung der Prinzipien 2 (Unterstützung), 3 (Anpassungsfähigkeit) und 4 (Spannungsbalance).

- *Strukturelle Ordnung entwickelt sich in der Regel von unten nach oben*

  Die oberen Segmente benötigen eine ausreichende Unterstützung durch die unteren, bevor für sie eine höhere Ordnung erreicht werden kann.

  Diese Regel ist eine Anwendung der Prinzipien 2 (Unterstützung), 3 (Anpassungsfähigkeit) und 4 (Spannungsbalance).

- *Die Kongruenz eines Strukturtyps geht vor höherer struktureller Ordnung.*

  Wenn sowohl die Arme als auch die Beine innenrotiert sind oder Arme und Beine außenrotiert sind, so haben wir es mit einem kongruenten Strukturtyp zu tun. Wenn die Rotationsrichtung von Armen und Beinen unterschiedlich ist, liegt keine Kongruenz vor. In diesem Fall ist das vorrangige Ziel, die unterschiedlichen Ausrichtungen einander anzunähern. Die Rotationen überhaupt zu beseitigen, dieses Ziel steht erst an zweiter Stelle.

  Diese Regel ist eine Anwendung der Prinzipien 3 (Anpassungsfähigkeit) und 4 (Spannungsbalance).

Zusätzliche Hinweise

- Der Erfolg jeder Sitzung hängt vom Erfolg der vorherigen ab.
- Vor, während und nach einzelnen Sitzungen sollte der Behandler die großen Ziele des Gesamtprozesses nicht aus den Augen verlieren. Sonst gerät er in Gefahr, sich in spezifischen Einzelzielen zu verlieren.
- Man sollte nicht an einer vorausgedachten Sitzungsstrategie festhalten, wenn sich unvorhergesehene Umstände vor oder während einer Sitzung ergeben, die eine Änderung der Agenda erfordern.
- Einzelne Sitzungen strategisch zu planen und durchzuführen hat auch einen künstlerischen Aspekt. Es gilt, Sitzungen rhythmisch zu gestalten in Bezug auf Tempi, Stimmungen, aktiv-passiv usw. Sie bekommen dadurch einen harmonischen Fluss.
- Wenn zunächst eine Körperseite behandelt wird und dann die andere, ergibt sich häufig die Frage, mit welcher Seite man beginnen sollte. Es gibt vier Gesichtspunkte, um diese Frage zu entscheiden:
  - Man beginnt mit der Seite, welche die größeren Probleme aufweist.
  - Man beginnt mit der Seite, die unproblematischer ist, damit die problematischere währenddessen etwas lernt.
  - Man beginnt kurz auf der schwierigeren Seite, um sie zu abzuspüren und gewissermaßen aufzuwecken. Dann geht man zur unproblematischeren Seite über und kommt anschließend wieder auf die schwierigere zurück.
  - Man beginnt mit der dominanten Seite des Klienten. Beim Rechtshänder also rechts, beim Linkshänder links.

IV. Die Vorgehensweise und ihre Überprüfung

Vor beziehungsweise während einer Sitzung oder Sitzungsabfolge empfiehlt sich ein schrittweises Prozedere in dieser Reihenfolge:

Die ZIELE festlegen (mit dem Klienten)

↓

WAHRNEHMUNG

Analyse der größten Restriktionen

Bezogen auf die Kategorien:
strukturell, funktional, seelisch-geistig, Energie/Vitalität

Analyse, welche Segmente des Körpers, wenn organisiert, den höchstmöglichen Grad an Integration für den *ganzen* Organismus bewirken.

↓

STRATEGIE wählen

Sitzungsanzahl, Fokus der Sitzungen etc. festlegen.

Dabei die konstituierenden Prinzipien
und die Regeln 2.Ordnung beachten

↓

TAKTIK wählen

Abfolge der Interventionen bestimmen.

Dabei die konstituierenden Prinzipien
und die Regeln 2.Ordnung beachten

↓

TECHNIK wählen

Positionierung des Klienten, direkte oder indirekte Technik, Griffart, Druckstärke, Bewegungsbeteiligung des Klienten etc.

Um die eigene Arbeit im Nachhinein zu überprüfen, oder wenn während einer Sitzung oder Sitzungsabfolge Probleme auftauchen, die jeweiligen Intentionen nicht umgesetzt werden können/konnten, empfiehlt sich eine Reflexion des eigenen Vorgehens, die *in umgekehrter Reihenfolge* abläuft:

Unangemessene oder uneffektive TECHNIK ?

Positionierung des Klienten, direkte oder indirekte Technik, Griffart, Druckstärke, Bewegungsbeteiligung des Klienten etc.

↓

TAKTIK falsch ?

War die Abfolge der Interventionen nicht richtig?

Eventuell die konstituierenden Prinzipien
und die Regeln 2.Ordnung nicht genügend beachtet?

↓

Verfehlte STRATEGIE ?

Waren Sitzungsanzahl, Fokus der Sitzungen etc. nicht gut gewählt?

Eventuell die konstituierenden Prinzipien
und die Regeln 2.Ordnung nicht genügend beachtet?

↓

Unzutreffende oder ungenügende WAHRNEHMUNG ?

War die Einschätzung der größten Restriktionen falsch?

Bezogen auf die Kategorien:
strukturell, funktional, seelisch-geistig, Energie/Vitalität

War die Analyse, welche Segmente des Körpers, wenn organisiert, den höchstmöglichen Grad an Integration für den *ganzen* Organismus ergeben, unzutreffend?

↓

Unangemessene oder unrealistische ZIELE ?

V. Die fünf strukturellen Komponenten

Sowohl bei der Analyse einer gegebenen Körperstruktur als auch bei der Planung und Durchführung von Sitzung(en) kann es nützlich sein, fünf verschiedene strukturelle Komponenten des Körpers zu unterscheiden, die natürlich nicht scharf voneinander abzugrenzen sind, weil sie sich vielfach überschneiden. Es sind dies:

- Der Axial-Komplex
- Der Schultergürtel
- Der Beckengürtel
- Kern (Core)
- Hülle (Sleeve)

- **Axial-Komplex** [Abb. 2.1, rechts]

  Er besteht aus dem Neurocranium (Gehirnschädel) [Abb. 2.1, links], also allen Knochen, die das Gehirn umgeben, und der Wirbelsäule sowie dem Sacrum. Gemeint ist also der gesamte neuroviszerale Innenraum (Nervensystem mit Gehirn und Dura).

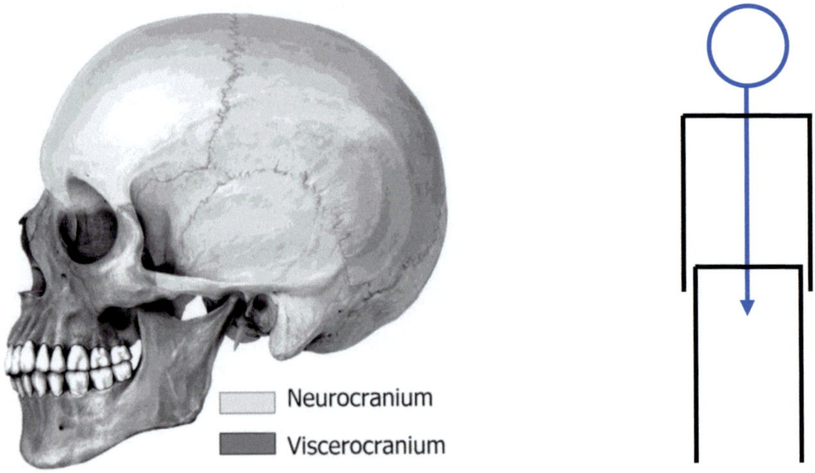

Abb. 2.1 *Links: Neurocranium und Viscerocranium;*
Rechts: Axialkomplex (blau) sowie Schulter- und Beckengürtel (schwarz)

- **Schultergürtel** [Abb. 2.2, links]

  Zum Schultergürtel gehören:
  - Scapulae und Claviculae. Ihre Verbindung zum axialen Komplex: vorn das Sternum, hinten nur myofaszial (Mm. Rhomboidei)
  - Extremitäten: Arme und Hände

- **Beckengürtel** [Abb. 2.2, rechts]

  Zum Beckengürtel gehören:
  - Die Ilia. Ihre Verbindung zum axialen Komplex: das Sacrum.
  - Extremitäten: Beine und Füße

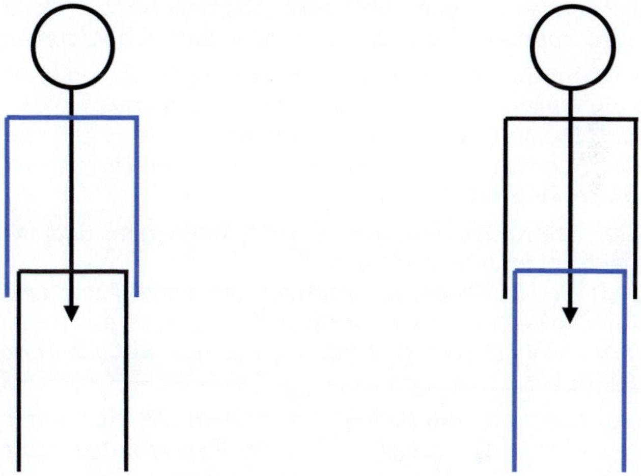

Abb. 2.2 *Schultergürtel (links) und Beckengürtel (rechts)*

- **Kern (Core)**

  Ida Rolfs Definition des Kerns ist schwer fassbar, weil zu verschiedenen Gelegenheiten recht unterschiedlich.

  Anatomisch gesprochen gibt es heute verschiedene Auffassungen darüber, was der Kern ist:
  - Version 1: Das Viscerocranium (Gesichtsschädel) [Abb. 2.1, links] mit dem gesamten viszeralen Innenraum vom Nasen-Rachen-Raum bis zum Beckenboden.

- Version 2: Die intrinsische Muskulatur mit ihren Faszien. Als intrinsisch werden Muskeln bezeichnet, die innerhalb eines Segments wirken, eher tiefliegend und eher kurz sind (z.B. die kleinen Muskeln von Wirbel zu Wirbel, die kurzen Fingerbeuger). (9)
- Version 3: Die Muskeln mit ihren Faszien, die *Tom Myers* in seinem Konzept der myofaszialen Leitbahnen als „tiefe Vorderseitenlinien" und „tiefe Armlinien" beschreibt. [Abb. 2.3 und 2.4] (Siehe auch Handbuch, Band 2, S. 30 ff.). Sie stellen den Innenraum der vertikalen Ausrichtung dar.
- Version 4: Die tonischen Muskeln (Antigravitationsmuskeln).

---

9) Die Gleichsetzungen von intrinsisch, tiefliegend und kurz sowie von extrinsisch, oberflächlich und lang sind jedoch problematisch:

- *Je nachdem, welchen Körperteil man jeweils als Segment bezeichnet, kann ein Muskel extrinsisch oder extrinsisch sein.*
  Beispiel: Die Mm. Gastrocnemii sind für das Segment Fuß extrinsisch. Für das Segment Bein (Oberschenkel, Unterschenkel und Fuß) sind sie jedoch intrinsisch.
- *Die Gleichsetzung von intrinsisch mit tiefliegend und extrinsisch mit oberflächlich ist häufig unzutreffend.*
  Beispiel: Der M. Iliopsoas ist in seinem Verlauf überwiegend tiefliegend und gleichzeitig ein extrinsischer Muskel par excellence. Denn er wirkt sowohl auf die Wirbelsäule, als auch auf das Becken, als auch auf das Bein.
- *Die Gleichsetzung von tiefliegend ist ebenfalls manchmal falsch.*
  Beispiel: Der M. Longus (!) colli ist tiefliegend, aber recht lang.

Fazit: Die Gleichsetzung von extrinsisch, oberflächlich und lang trifft nur in bestimmten Fällen zu. Beispielsweise für den M. Rectus abdominis. Er ist sowohl für den Brustkorb, als auch für den Bauch, als auch für das Becken ein klar extrinsischer Muskel, der in seinem Verlauf oberflächlich und lang ist.
Und auch die Gleichsetzung von intrinsisch, tiefliegend und kurz ist nur manchmal berechtigt. Zwei Beispiele: Die kurzen Muskeln zwischen den Wirbeln sind tiefliegend und für das Segment Wirbelsäule intrinsisch. Die kurzen Fußbeuger sind ebenfalls tiefliegend und – für das Segment Fuß – intrinsisch.

Das Modell der myofaszialen Linien von Tom Myers kann noch am ehesten als Landkarte für Hülle alias oberflächliche Gewebeschichten und für Kern alias tiefliegende Gewebeschichten dienen. Auch wenn das Modell Lücken aufweist, weil z.B. die tiefen Beckenrotatoren keiner der Linien angehören.

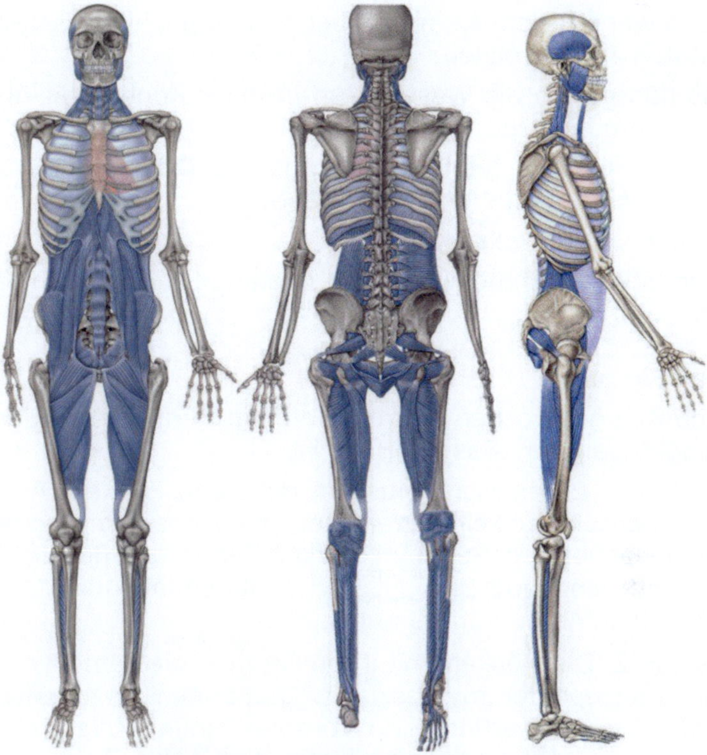

Abb. 2.3 *Tiefe Vorderseitenlinie*

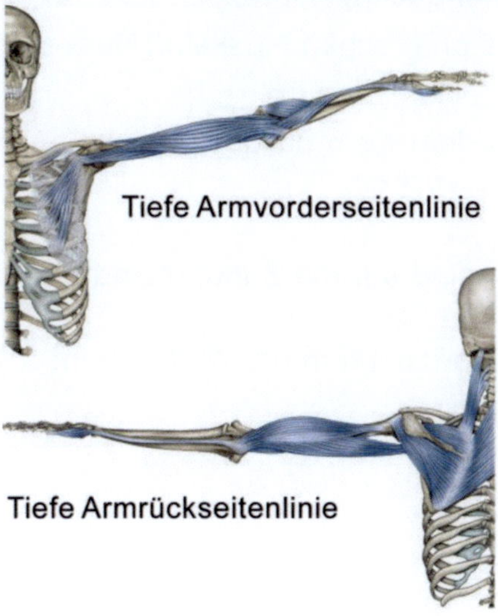

Abb. 2.4 *Tiefe Armlinien*

Vielfach werden dem Kern darüber hinaus auch seelisch-geistige Qualitäten zugesprochen:

- Das höhere Ich als Wesenskern in einer Kontinuität über Zeit und Raum hinweg.
- *Sein* im Hier und Jetzt. Der Kern ist der Ort, von dem aus der Mensch sich auf die Welt hin orientiert.
- Erlauben statt Wollen.
- Ausrichtung: himmelwärts nach oben und zur Erde hin nach unten.

- **Hülle (Sleeve)**

  Anatomisch gesprochen gibt es wie beim Kern verschiedene Auffassungen darüber, was die Hülle ist:

  - Version 1: Extrinsische Muskeln mit ihren Faszien. Als extrinsisch werden Muskeln bezeichnet, die von einem Segment auf ein benachbartes Segment wirken, eher oberflächlich liegen und eher lang sind (z.B. M. Rectus abdominis und M. Pectoralis). (Siehe Anmerkung 9 auf S. 86)
  - Version 2: Die Muskeln mit ihren Faszien, die *Tom Myers* in seinem Konzept der myofaszialen Leitbahnen als oberflächliche Rückenlinien, oberflächliche Vorderseitenlinien, laterale Linien und oberflächliche Armlinien beschreibt. [Abb. 2.5]
    (Siehe auch Handbuch, Band 2, S. 25 f, 27 ff, 35 ff und 38 ff).
  - Version 3: Die phasischen Muskeln (Muskeln für die intendierte Bewegung).

  Vielfach werden dem Kern darüber hinaus auch seelisch-geistige Qualitäten zugesprochen:

  - Das Ego.
  - Wille und Tun sind auf die Zukunft und auf das Handeln in der Welt orientiert.
  - Ausrichtung: horizontal in die Welt hinein.

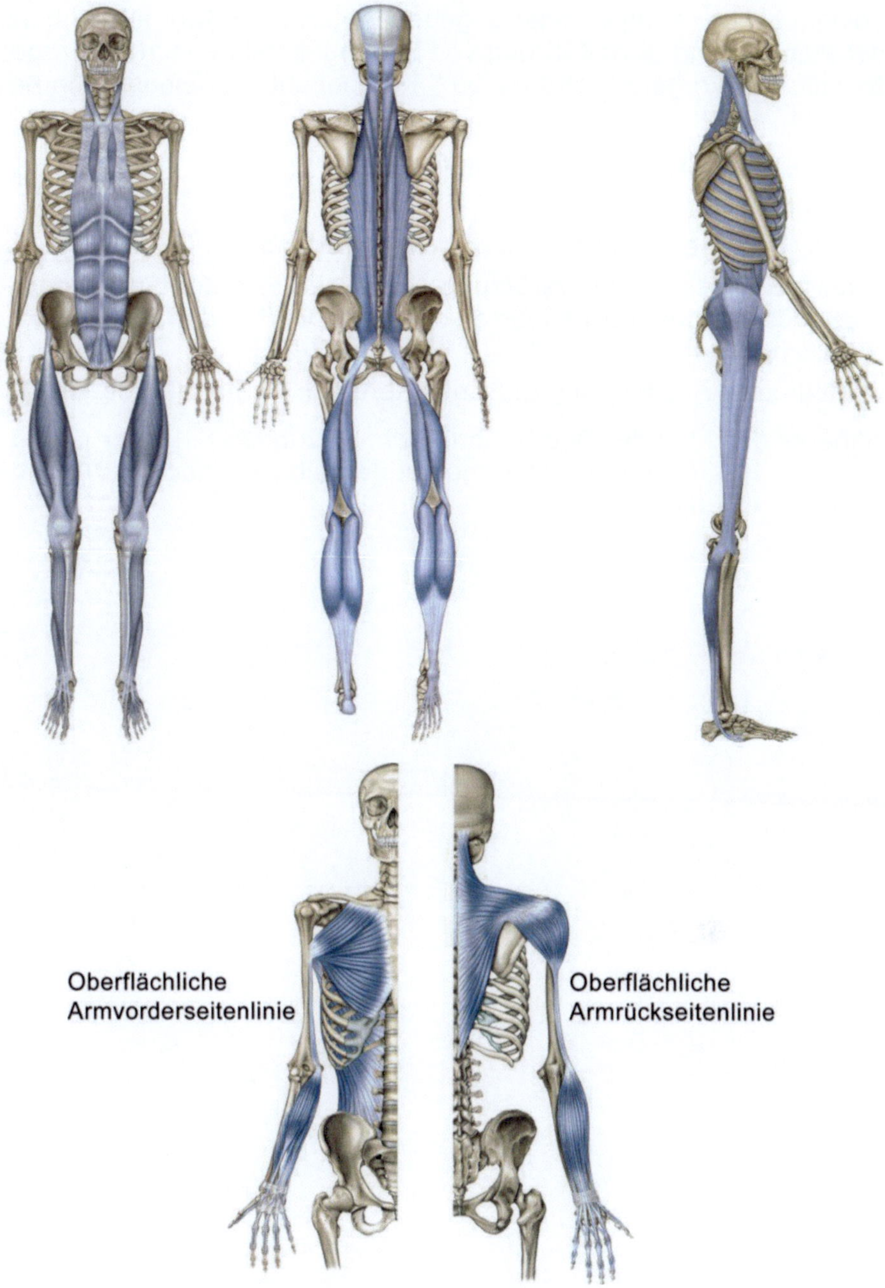

Abb. 2.5 *Oberflächliche Front- und Rückenlinie (oben links), Laterallinie (oben rechts), oberflächliche Armlinien (unten)*

Sowohl bei der Analyse einer gegebenen Körperstruktur als auch bei der Planung und Durchführung von Sitzungen geht es um die Frage: In welchem Verhältnis stehen die 5 Komponenten zueinander in Bezug auf:

- Beweglichkeit und Durchlässigkeit
- Stabilität
- den jeweiligen Grad an struktureller Ordnung
- die gegenseitige Unterstützung (beispielsweise des Schultergürtels durch den Beckengürtel oder der Gürtel durch die Vertikalachse)
- Volumen / Ausdehnung (z.B. des Kerns im Verhältnis zur Hülle)

Näheres dazu bei der Beschreibung der Sitzungen 8-10 der Grundserie (S. 145 ff) und der Sitzungen außerhalb bzw. nach der Grundserie (S. 161 ff).

VI. Die Serie von zehn Grundsitzungen

1. Zur Entstehungsgeschichte

Ida Rolf entwickelte eine Grundserie von zehn Sitzungen, die sie als Rezept (Recipe) bezeichnete.

Was das Format der Grundserie angeht, so spricht Ida Rolf bereits 1954 in einem Essay mit dem Titel „Dynamischer Integrationsprozess" von zehn Sitzungen. Auch die Aufzeichnungen von *Byron Gentry* und *Isabelle Biddle*, zwei ganz frühen Schülern von Ida Rolf, bestätigen, dass dieses Format von Anfang an bestand. (10)

Byron Gentry war einer der Osteopathen/Chiropraktiker, die Dr. Rolf zuerst als ihre Schüler annahm. Laut einer handschriftlichen Notiz seiner Frau trainierte Byron bei Dr. Rolf in den 1950 er Jahren. Zu der Zeit nannte sie ihre Arbeit „Posturale Integration". Das war wahrscheinlich die erste Ausbildungsklasse von Ida Rolf überhaupt. Die Tochter von Gentry fand die Notizen im Nachlass ihres Vaters.

Auch *Isabelle Biddle*, eine Osteopathin, hat 1954 in einer Ausbildungsklasse Notizen gemacht. Diese beschreiben ebenfalls ein schon damals bestehendes Recipe aus zehn Sitzungen.

Die Gentry-Aufzeichnungen deuten an, dass die Wahl von zehn Sitzungen für Ida Rolf neben vielen sachlich-inhaltlichen Gründen eine spirituelle Bedeutung hatte. Die Zahl Zehn spielt in verschiedenen spirituellen Traditionen, z.B. im Alten Testament, in der jüdischen Kabbala und bei *G. I. Gurdjieff* eine signifikante Rolle als Symbol. Häufig steht sie für Vollendung. Vielleicht wählte sie die Zehn wegen solcher spirituellen Implikationen.

Die Abfolge der Sitzungen beziehungsweise ihr Inhalt werden in den verschiedenen Notizen ihrer Schüler jeweils etwas anders beschrieben.

In der Mehrzahl der heute existierenden Schulen der Strukturellen Integration wird das von Ida Rolf gelehrte Recipe in der ursprünglichen Form unterrichtet. Nur einige Schulen nahmen größere Veränderungen vor.

---

10) The Gentry Notes on „Postural Integrity". An early version of the Ten Series, Introduction: Szaja Gottlieb und Anne Hoff, in: Structure-Function-Integration, März 2019

Tom Myers, der die Schule der *Kinesis Myofascial Integration* begründet hat, hat eine Version entwickelt, die nicht uninteressant ist. Deshalb soll sie später kurz vorgestellt werden (siehe S. 155 ff.).

Der in diesem Buch vorliegenden Schilderung der Grundserie mit ihren einzelnen Sitzungen liegen folgende Quellen zugrunde:

- Mitschriften und Tonaufzeichnungen, die während des Unterrichts von *Ida Rolf* durch ihre Schüler angefertigt wurden.
- Das Recipe des Autors, so wie er es im Dr. Ida Rolf Institut gelernt hat und auf seine persönliche Art anwendet.
- Handouts einiger Schüler von Dr. Rolf, die diese später als Lehrer des Dr. Ida Rolf Instituts an die Auszubildenden ausgegeben haben. Diese Lehrer sind: *Jan Sultan, Peter Melchior, Emmett Hutchins* und *Jim Asher*.
- Handouts anderer Lehrer des Instituts: *Robert Schleip, Ray McCall, Pedro Prado, Jane Harrington, Lael K. Keen* und *Monica Caspari*.

2. Zum Verständnis des Rezepts

Die Bedürfnisse des Körpers zu erkennen ist etwas anderes als das Recipe zu verstehen.

Ida Rolf

Ich folge nicht immer dem Recipe, aber ich weiß immer, wo ich bin in Beziehung zum Recipe.

Ed Maupin (Rolfer)

Meisterschaft entsteht durch Wiederholung und Vertiefung.

Laotse (Chinesischer Philosoph, 6.Jhdt. v. Chr.)

Das englische Wort *Recipe* bedeutet im Deutschen: Rezept. Aber es steht auch synonym für: Methode, Programm, Prozess, Prozedere, Instruktionen.

Das Rezept Ida Rolfs kann unterschiedlich verstanden werden:

- als Abfolge von festgelegten Strategien und Techniken, die unterschiedslos auf jede Klientin angewendet werden. Dies ist ein eher formalistisches Verständnis.

Oder:

- als Abfolge von Strategien und Techniken, die - auf die Erfordernisse der jeweiligen Klientin abgestimmt – angewendet werden. Man könnte auch sagen, es handelt sich um eine Manifestation der konstitutiven Prinzipien, mit kreativer Nutzung der Regeln 2.Ordnung.

Ida Rolf selber unterrichtete das Rezept so, dass bei manchen Schülern ein eher formalistisches (Miss)verständnis entstehen konnte. In diesem Verständnis gab es eine festgelegte Abfolge von Strategien und Techniken, die man anzuwenden hatte. Ein Beispiel auf der technischen Ebene: Ida Rolf bestand darauf, dass der Klient bei der Technik des Pelvic Lift die Beine immer aufzustellen habe. Nun ist es aber so, dass es bei Klienten mit nach hinten gekipptem Becken und/oder zu steiler Lendenwirbelsäule eher angebracht, die Beine beim Pelvic Lift auszustrecken.

Interessanterweise wich sie selber während des Unterrichts nicht selten von der durch sie vorgegebenen Marschroute ab, indem sie beispielsweise gelegentlich die Sitzungsabfolge änderte.

Folgende Äußerung von ihr während einer Unterrichtsklasse verdeutlichen, warum sie das Recipe so unterrichtete, wie sie es tat, und wie sie sich den weiteren Umgang mit ihm durch ihre Schüler vorstellte:

„Ich will dieses Tal der Tränen nicht nur mit einem Rezept verlassen. Wenn ich diese Erde verlasse, möchte ich ein paar hundert Menschen zurücklassen, die wissen, wie man ein Rezept macht, die verstehen, warum ein Rezept gemacht wird. Wenn ich dieses Tal der Tränen verlasse, will ich Material eines Chef-Kochs hinterlassen. Wie wird man Chef-Koch? Man beginnt, die Gesetze zu verstehen, die hinter den Materialien stehen, die für Lebensmittel verwendet werden. Ihr sollt verstehen, dass hinter diesem Rezept einst jemand stand, ihr sollt verstehen, warum ihr das eine vorher und das andere nachher macht. Ich möchte, dass ihr andauernd in eurem Verstand die Frage bewegt, warum ihr es so und nicht anders macht." (11)

Sie verglich also den Anfänger mit einem einfachen Koch und den erfahrenen Praktiker mit einem Chef-Koch. Ein lernender Koch wird ein Rezept wie eine Formel benutzen: man nehme eine ganz bestimmte Menge von jeder Zutat, man koche etwas eine festgelegte Zeit lang usw. Aus der Perspektive eines erfahrenen Chef-Kochs ist ein Rezept jedoch keine präzise Formel, sondern eher ein heuristisches Werkzeug, das eine grobe Annäherung dafür hergibt, wie man ein definierbares Ergebnis erzielt. Das Rezept ist variabel und anpassungsfähig, basierend auf den gegebenen Umständen.

Ihre Intention war, dass man - ähnlich wie der Anfänger-Koch - dem Rezept folgt, bis man verstanden hat, welche Prinzipien und Regeln ihm zugrunde liegen. Dann, das war ihre Hoffnung, kann beim Praktiker ein Prozess der kreativen und spezifischen Variationen einsetzen. Leider hat sie dieses Verständnis des Rezepts nicht oft und deutlich genug vermittelt.

Die Anwendung des Rezepts im Sinne einer Anleitung hat – vor allem für Anfänger – einige Vorteile:

- Seine Befolgung liefert meist recht verlässliche Resultate, weil es der allgemein-menschlichen Physiologie und Strukturbildung Rechnung trägt.
- Es strukturiert die Wahrnehmung und die Bildung von Intentionen der Praktizierenden.

---

11) Ida Rolf, Tonmitschnitt

- Es strukturiert die Ausbildung der künftigen Praktiker.
- Wenn man das Rezept als ein Ritual versteht, so kann man sagen: Es wird – wie jedes Ritual - mit jeder Wiederholung stärker in seiner Wirkung.

Zusammenfassend kann man das Rezept auch mit einem Geländer auf unwegsamen Gebirgswegen vergleichen. Je mehr ein Wanderer lernt, worauf zu achten ist bei solchen Wegen, desto unabhängiger wird er vom Geländer.

Dies gelingt aber nur dann, wenn man das Rezept auf die Erfordernisse des zu behandelnden Individuums, seine persönliche Körperstruktur, seine Bewegungsmuster sowie auf die aktuellen Umstände abstimmt.

Bleibt man in einem formalistischen, schematischen Verständnis gefangen, ergeben sich erhebliche Nachteile:

- Die Entwicklung der Methode im Allgemeinen und die des einzelnen Praktikers im Besonderen werden behindert. Der Praktiker kann keine *spezifischen* Strategien/Taktiken entwickeln und deren Resultate nicht überprüfen. Seine Wahrnehmungsfähigkeit und seine Kreativität stagnieren.
- Geht man nicht genügend auf den einzigartigen Klienten ein, auf seine Stärken, Schwächen, sowie seine strukturellen, bewegungsbezogenen und psychologischen Eigenarten, so kann das dem Klienten schaden.

Das Rezept zeigt im Sinne von *education*, wie man den einzelnen Menschen aus seiner bisherigen Organisation herausführen kann in Richtung auf eine Organisation höherer Ordnung. Die Anwendung des Rezepts muss gleichzeitig so elastisch sein, dass sie der individuellen Entwicklungs*richtung* – die nicht vorhersehbar ist – genügend Raum gibt.

Dieser Punkt verdient eine nähere Betrachtung:

Im Prozess der strukturellen Integration verändern sich (im günstigen Fall) die Struktur und die Bewegungsqualität des Einzelnen in Richtung einer möglichst optimalen Bewegungsökonomie auf der Grundlage einer dementsprechenden Struktur, also in Richtung einer mehr oder weniger *allgemeingültigen* Normalität. Gleichzeitig ermöglichen die verbesserte Struktur und die ökonomischere Art der Bewegung am Ende mehr *individuelle* Möglichkeiten des Ausdrucks.

Das ist scheinbar paradox, denn die anfänglichen individuellen Eigenheiten des Einzelnen in Bezug auf seine Struktur und seine Bewegungsart müssten sich doch eigentlich durch die Strukturelle Integration verringern.

In Wirklichkeit haben wir es nicht mit einem Paradox zu tun, sondern mit einer folgerichtigen Entwicklung:

Richtig ist, dass sich im Verlauf des Prozesses struktureller Integration Struktur und Bewegung unterschiedlicher Menschen zunächst angleichen, einen größeren Grad an Normalität erreichen. Dann gibt es jedoch einen Punkt in der Entwicklung, ab dem die Menschen sich wieder zu differenzieren beginnen in individuelle Eigenarten von Haltung und Bewegung.

Man kann diese Entwicklung vergleichen mit dem Erlernen einer Fremdsprache durch eine Schulklasse. Anfangs machen die Schüler Fehler, und zwar macht jeder Schüler ganz individuelle Fehler. Im Verlauf der Zeit lernen die Schüler, die Sprache korrekt zu sprechen. Im weiteren Verlauf des Sprachunterrichts kommt ein Zeitpunkt, ab dem sie sich wiederum individuell unterschiedlich ausdrücken, nun aber auf einem höheren Niveau.

3. Das Vorgespräch

3.1 Zweck und Gesprächsführung

Der Zweck des Vorgesprächs

- Das Gespräch charakterisiert und klärt die Beziehungsebene. Art und Qualität einer Beziehung entscheidet sich oft bei der ersten Begegnung, aber Veränderungen bleiben möglich.
- Das Gespräch kann dem Klienten Vertrauen und Geborgenheit vermitteln.
- Das Gespräch gibt der Praktizierenden wertvolle Informationen und ist auch Gelegenheit für den Klienten, Fragen zu stellen.
- Erwartungen und Anforderungen beider Seiten können besprochen und aufeinander abgestimmt werden. Je größer die Übereinstimmung der Intentionen und des Erwartungshorizontes an eine gemeinsame Arbeit sind, desto erfolgreicher wird diese sein.

Die Gesprächsführung

- Das Gespräch kann den Charakter eines „Spontanberichts" haben oder als „Lenkbericht" (standardisierter Themenkatalog) geführt werden. Eine Kombination ist das Beste. Dabei lässt man die Klientin sich zunächst frei aussprechen. Man nimmt sie wahr, so wie sie sich darstellt. Erst dann stellt man gezielt Fragen, um bestimmte Informationen zu gewinnen.
- Der erste Eindruck ist oft richtig, aber man sollte immer offen dafür sein, dass er zu korrigieren ist.
- Den Klienten anschauen, aber nicht fixieren.
- Einstellung und Wortwahl sollten nicht-wertend, anerkennend und einfühlsam sein.
- Auf ausgesprochene oder in Aussagen/Fragen mitschwingende Einstellungen, Hoffnungen und Befürchtungen ist einzugehen.
- Auf Analogien achten und das Unausgesprochene erfühlen.
- Den vom Klienten bevorzugten Wahrnehmungs- und Kommunikationskanal (kinästhetisch, visuell, auditiv, analytisch) in der Wortwahl ermitteln und nutzen (siehe Handbuch 1, S. 111 f.).

- Körperhaltung und Körpersprache (siehe Handbuch 1, S. 83 ff. und 126 ff.) sowie Atmung und vegetative Reaktionen beachten; bei der Klientin und bei sich selbst.
- Auf die Qualität der Stimme hören. Ist die Stimme voller Energie, voller Tonhöhen und Farben und voller Resonanz, oder wirkt der Stimmklang zurückgehalten, eingeengt? Wenn man diese Qualitäten schwer einschätzen kann, ist es hilfreich zu fühlen, wie sich der eigene Hals anfühlt, während die Person spricht.
- Was spüre ich als Praktizierender bei mir: Fremdheit, Vertrautheit, Ablehnung, Zuneigung, Ungeduld, Ärger, Traurigkeit oder andere Empfindungen? Es könnte sich um eine Spiegelung der Befindlichkeiten des Klienten handeln. (Siehe Handbuch, Band 6)
- Es kann sein, dass bestimmte Themen erst besprochen werden können, wenn ein gewisses Vertrauen gewachsen ist.

3.2 Inhalte

Motivation und Erwartungen des Klienten

- „Versprich den Leuten nicht den Himmel auf Erden, gib ihnen Beine, um dorthin zu gelangen." (*Ida Rolf*) Eine hilfreiche Einstellung: Erhoffe nichts, aber erwarte alles.
- Bestimmte Erwartungen sind unter Umständen zu problematisieren: Bestimmte Schönheitsvorstellungen, Verwechslung von Gleichgewicht mit Symmetrie, Bauchmuskelkräftigung als Lösung von Rückenproblemen usw.
- Gegebenenfalls darauf hinweisen, dass die Strukturelle Integration keine Symptombehandlung im schulmedizinischen Sinn ist.
- Gegebenenfalls die Grenzen der Methode benennen und auf Alternativen oder Ergänzungen hinweisen. Im Zweifelsfall lieber auf einen möglichen Klienten verzichten als Risiken eingehen.
- Eventuell gibt es Motive *hinter* den ausgesprochenen Motiven. Denn Motive haben Sinncharakter, eine individuelle Bedeutung. Also: Wenn jemand besser posieren, besser Ski fahren, seine Rückenschmerzen stoppen oder seine Faszien neu ausrichten möchte, fragen, *warum* diese Ziele wichtig für die Klientin sind.
- Bei der Schilderung der Symptome die seelische Ebene mithören.
- Gegebenenfalls mit dem Klienten seine Glaubenssätze und Überzeugungen (über Symptome, das Leben usw.) hinterfragen. Diese

Glaubenssätze sind Abstraktionen - in Form von Interpretationen und Begrifflichkeiten -, die ihren Ursprung in sensorischen und seelischen Wahrnehmungen haben. Die Herkunft der Glaubenssätze und Überzeugungen ist dem Betreffenden jedoch häufig nicht bewusst. Im Gespräch kann der Behandler mit Nachfragen versuchen, schrittweise die ursprünglichen Wahrnehmungen freizulegen.

Beispiel: Der Glaubenssatz „Ich muss mich mit den Knieproblemen abfinden. " Auf die Frage „Warum glaubst du, dass ..." kommt vielleicht die Antwort „Das ist vererbt." Die nächste Frage wäre dann: „Woraus schließt du das." Die Antwort „Mein Vater hatte auch diese Knieprobleme" zeigt, dass die Annahme, es sei eine Sache der Vererbung eine Interpretation der Tatsache ist, dass auch der Vater Knieprobleme hatte. Diese Interpretation ist aber nicht zwingend. Nun kann man sich gemeinsam den relevanten Fragen nach den Umständen, Wahrnehmungen und Empfindungen des Klienten zuwenden.

- Manche Klienten sind Therapie„hopper": Das ist keine gute Ausgangssituation, weil der Grund dafür ein unbewusstes Festhalten an Symptomen sein kann.
- Auf die nichtlineare Entwicklung des Prozesses und das Auftreten möglicher Krisen zwischendurch hinweisen.
- Gegebenenfalls ansprechen, dass auch die seelische Ebene Wirkungen zeigen kann.
- Jedem Klienten die Methode auf eine Art erklären, die auf seine individuellen Interessen, Kenntnisse und seinen persönlichen Lebenshintergrund zugeschnitten ist. Oft ist es wichtig, dass Klienten die Prämissen der Methode verstehen, weil sie in Vorstellungen befangen sind, die sich an der konventionellen Medizin orientieren.
- Die erforderliche Eigenverantwortung und aktive Mitarbeit der Klientin ansprechen.

Krankengeschichte und Unfälle

- Dezidiert fragen nach Entzündungen, Bindegewebserkrankungen, Autoimmunerkrankungen, Gesichtslähmungen, Arteriosklerose im Hals oder der Abdominalaorta, Aneurysmen und Osteoporose. Dies können absolute oder relative Kontraindikationen sein. (Siehe Handbuch 5, S. 67 f.)

- Auch Unfälle ohne sichtbare Verletzungen können durch nachhaltige Folgen in Bezug auf Struktur, Haltung, Bewegung und Traumatisierung relevant sein.
- Zahn- und Kieferbehandlungen erfragen.
- Gibt es Seh- oder Hörprobleme?
- Bei der Anamnese nicht nur das *Was* erfragen, sondern auch, *wie* die Klientin Krankheiten, Unfälle und Probleme im Leben erlebt (hat).
- Gab es besondere Ereignisse, Veränderungen oder Erlebnisse im Leben, in der Familie oder im Beruf während oder vor der Erkrankung beziehungsweise dem Unfall?
- Manchmal ist die Familiengeschichte in Bezug auf Krankheiten und Unfälle interessant (Familienkarma).
- Nach Operationen und möglichen körperlich-seelischen Folgen fragen.
- Traumatisierte Menschen neigen nicht selten dazu, das Trauma zu vergessen, zu leugnen oder zu verharmlosen. Deshalb fragen, ob es in der Vergangenheit Krankenhausaufenthalte oder Amnesien oder Bewusstseinsverlust gab.
- Wie war die Geburt des Klienten? Medikamentös eingeleitete Geburt? Nabelschnur um den Hals? Zangengeburt? Kaiserschnitt? Saugglocke?
- Mütter fragen, ob es gesundheitliche Komplikationen während der Entbindung gab. War die Entbindung traumatisierend? Gab es Nachwirkungen in Form eines geschwächten Beckenbodens? Bei manchen Frauen beeinträchtigt dies die Sexualität oder resultiert in Inkontinenz.

Gegenwärtiger körperlich-seelischer Zustand

- *Verdauung*
  Gibt es viszerale Probleme oder vegetative Dysfunktionen?
- *Blutdruck*
  Gibt es vegetative Ursachen (Stress usw.)?
- *Menstruationsprobleme?*
- *Trägt die Frau eine Spirale?*
  Wenn ja, sollte sie nach der 4., 5. und 6.Sitzung überprüfen, ob diese noch richtig sitzt.

- *Besteht aktuell eine Schwangerschaft?*

  Falls die Frau schon einmal eine Fehlgeburt hatte, besteht um den dritten Monat herum die Gefahr einer erneuten Fehlgeburt. Deshalb in dieser Zeit keine manuelle Behandlung.

- *Prostataprobleme?*

  Bei Männern ab 50 Jahren erfragen.

- *Kontraindikationen abklären (lassen)*

  Siehe Handbuch, Band 5, S. 67 f.

- *Schlafqualität*

  Ist der Schlaf tief und ununterbrochen oder oberflächlich und störanfällig. Die Antwort kann Aufschluss über das Gestimmtsein des Vegetativums geben.

- *Ernährung*
  - Achtet ein Vegetarier oder Veganer auf ausreichende Nahrungsergänzung (Eiweißzufuhr usw.)?
  - Fasten während der Strukturellen Integration ist nicht so günstig. Wenn doch gefastet wird, beachten, dass das Bindegewebe schneller auf Interventionen reagiert, und der Klient sensibler für Schmerz und aufkommende Gefühle ist.

- *Trinken*

  Die Aufnahme von genügend Flüssigkeit – in der Regel ca. 2-3 Liter – ist für Gelenke und Stoffwechsel wichtig. Besonders während der Zeit der Sitzungen, da der Stoffwechsel durch die Arbeit mit den Faszien angeregt wird. Bei Herzinsuffizienz und bei Nierendysfunktion kann die gebotene Flüssigkeitsmenge auch geringer sein.

- *Medikamente*
  - Kortison setzt die Geschmeidigkeit des Bindegewebes herab und kann bei längerer oder hochdosierter Anwendung zu Osteoporose führen.
  - Schilddrüsenpräparate erschweren strukturelle Veränderungen und sollten nach dem Behandlungsprozess auf ihre Dosierung überprüft werden.
  - Psychopharmaka schwächen die Ich-Kräfte und behindern die Reorganisationsfähigkeit des Bindegewebes. Sie sollten ohne Rücksprache mit dem behandelnden Arzt jedoch nicht abgesetzt werden.

- *Drogen*

  Drogenkonsum ist ungünstig, weil Drogen die Wahrnehmung verändern und die Ich-Kräfte schwächen.

- *Rechts- oder Linkshändigkeit?*

  Siehe dazu Handbuch 5, S. 164 f.

- *Bewegung*
  - Bewegt sich die Klientin genügend? Sport, Tanz, Fortbewegung im Alltag usw.
  - Krafttraining oder bestimmte für den Klienten ungeeignete Sportarten gegebenenfalls problematisieren.

- *Ressourcen und Stärken*

  Ressourcen können körperlich oder seelisch sein. Sie betreffen das soziale Umfeld, die beruflichen und außerberuflichen Aktivitäten, Hobbys, schöne Erlebnisse usw. Sie können beim Umgang mit traumabedingten Reaktionen genutzt werden (siehe Handbuch, Band 6).

- *Lebensumstände (Familie, Freunde, Beruf) und Biografie*
  - Welche Lebensumstände erlebt der Klient als zufriedenstellend, womit ist er unzufrieden. Antworten enthalten u.U. Relevantes in Bezug auf Ziele und Prozess der Strukturellen Integration.
  - In welcher Phase seiner Biografie befindet sich Klient? Gibt es Anzeichen, wohin sich sein Wesenskern entwickeln will?
  - Gegebenenfalls darauf achten, dass die Klientin wenigstens eine Person hat, die sie notfalls seelisch unterstützen kann während des Prozesses.

- *Befindet sich der Klient gegenwärtig in einer Psychotherapie?*

  Verträgt sich die Therapiemethode mit der Strukturellen Integration? Im günstigen Fall können sich beide gegenseitig ergänzen. Der Praktizierende sollte sich nicht in die Psychotherapie einmischen und darauf achten, dass er und der Psychotherapeut vom Klienten nicht gegeneinander ausgespielt werden.

Wie erlebt die Person ihren Körper? Welches Verhältnis hat sie zu ihm?

- Welche Körpergegenden werden als positiv (schön, kompetent, sich dort wohlfühlend, geschickt usw.) erlebt? Dies können wichtige Ressourcen sein. Welche Körpergegenden sind für die Wahrnehmung eher unzugänglich („weiße Flecken auf der Landkarte")?

- Der Klient könnte seinen Körper vor und nach der Grundserie zeichnen/malen. Interessant ist dabei: Was ist betont dargestellt? Was ist weniger oder gar nicht dargestellt? Letzteres sind oft die Gegenden, die als angespannt, unkomfortabel, unästhetisch empfunden oder gar nicht wahrgenommen werden.
- Der Klient kann seinen Körper befragen: Wo fühle ich Wärme, Vergnügen, Stabilität, Beweglichkeit, Leichtigkeit usw.? Wo fühle ich Empfindungsdefizite, Schmerz, Unwohlsein, Instabilität, Unbeweglichkeit, Schwere, Spannung usw.?

Nimmt der Mensch zeitgleich noch andere Körperverfahren in Anspruch?

Gemeint sind Physiotherapie, Osteopathie, Alexandertechnik, Heileurythmie, Bioenergetik, Yoga, Pilates, Faszientraining usw.?

- Andere *manuell* arbeitende Verfahren sind während des Prozesses der Strukturellen Integration in der Regel nicht günstig. Die verschiedenen Therapeuten/Lehrer können schlecht einschätzen, was in Bezug auf die Veränderungen und Reaktionen beim Klienten von was kommt. Hinzu kommt: Da manuelle Behandlung immer Input für das System des Organismus bedeutet, können parallele Behandlungen zu einer Überforderung führen.
- Bei der Gleichzeitigkeit verschiedener nichtmanueller, die Bewegung betreffende Methoden kann es vorkommen, dass die Klientin sich widersprechende Empfehlungen oder Übungen bekommt. Darüber sollte man aufklären und der Klientin freilassende Empfehlungen geben.

Schmerz-Empfindungen während der Behandlung

Das Thema ansprechen und dem Klienten signalisieren, dass er jederzeit angeben kann, wenn er etwas als zu intensiv empfindet. Deutlich machen, dass man die Grenzen des Klienten respektiert.

Kinder und Jugendliche

Siehe Handbuch, Band 5, S. 3 ff.

Hinweise für bestimmte Berufsgruppen:

- Menschen, deren berufliche Tätigkeit viel mit einer bestimmten Präsentation des Körpers zu tun hat (Sportler, Tänzer, Models usw.), sollten unmittelbar nach einer Sitzung nichts tun, was zu viel Aufmerksamkeit von inneren Prozessen abzieht und stattdessen auf die äußerliche Präsentation lenkt.

- Tänzer, Sportler, Schauspieler, Musiker usw. sollten in den ersten Tagen nach Sitzungen nicht bis an die Grenzen der Belastbarkeit gehen. Es ist daher besser, Sitzungen in der Regel nicht in die Zeit von Wettkämpfen oder zu legen.

Klare Vereinbarungen treffen

Das bezieht sich auf die Anzahl der Sitzungen, die Sitzungsdauer, das Honorar, die Regeln für nicht oder zu spät abgesagte Sitzungen usw.

Honorar

Es kann sein, dass ein Klient denkt, dass die Arbeit der Strukturellen Integration nicht so viel Geld wert ist, oder dass immaterielle Dienstleistungen generell nicht so viel kosten dürfen wie materielle Dinge. Hinzu kommt, dass die Frage, ob sich jemand die Sitzungen leisten kann, vielfach die dahinterstehende Frage verbirgt, *wofür* jemand sein Geld ausgeben möchte, welche Dinge im Leben ihm wichtig sind und wieviel er sich selber wert ist. Das muss natürlich jeder Mensch für sich entscheiden.

Auf Diskussionen über die Höhe des Honorars sollte man sich nicht einlassen. Falls der Behandler in dieser Frage Selbstzweifel hat (Wieviel Wert messe ich meiner Arbeit zu? Bin ich gut genug? usw.), muss er diese für sich klären.

Infoblatt

Ein Merkblatt, das man Klienten mitgeben kann, informiert darüber, was sie selbst tun können, um die gemeinsame Arbeit erfolgreich zu gestalten. (Siehe Infoblatt im Anhang, S. 226 f.)

3.3 Fotos, Videos

Fotos oder Videos können nützlich sein bei der Vorbereitung und Auswertung von Sitzungen. Videoaufnahmen haben dabei den Vorteil, dass sie im Gegensatz zu einem statischen Foto Hinweise auf die Bewegungsqualität geben können.

Positionierung der Kamera

- Stativ benutzen
- Immer gleiche Entfernung
- Kamerahöhe: etwa Bauchnabelhöhe (sonst Verzerrung)
- Die Kamera muss der Person genau gegenüber positioniert sein (sonst Verzerrung)
- Die Kamerafläche muss parallel zur Wand hinter der Person ausgerichtet sein (sonst Verzerrung)

Positionierung des Klienten

- Lange Haare hochstecken lassen.
- Der Klient sollte entspannt stehen und zwischen Aus- und Einatmen fotografiert werden. Dies gewährleistet am ehesten, die Struktur abzubilden anstelle einer darüber gesetzten Haltung.
- Ein Kreuz unter den Füßen als Mitte vorzugeben vereinheitlicht die Stellung der Füße. Allerdings beeinflusst es u.U. die Haltung des Klienten in einer Weise, die nicht seiner gewöhnlichen Art des Stehens entspricht.
- Wenn die Füße des Klienten hüftbreit stehen, sieht man eventuell vorhandene Rotationen des Körpers besser. Aber auch dies kann von seiner gewöhnlichen Art des Stehens abweichen.

Wie aussagekräftig sind Fotos?

- Fotos spiegeln den komplexen Zusammenhang zwischen Struktur und Haltung (siehe S. 26 und 28). Sie sind deshalb manchmal schwierig zu interpretieren.
- Zu bedenken ist, dass ein Klient sich eventuell entsprechend seiner Vorstellung von „guter" Körperhaltung positioniert, was allerdings auch aufschlussreich sein kann.
- Die von Kindern eingenommene Haltung vor dem Fotoapparat kann extrem von der Situation und von vermeintlichen (oder tatsächlichen) Erwartungen der Erwachsenen bestimmt sein.

Auswertung von Fotos

- Manchmal sieht man mehr, wenn man die Vertikale nicht vom Kopf her betrachtet, sondern von den Füßen her; die Aufnahme also um 180° dreht. Denn die Schwerkraftachse kann man dann als ein umgekehrtes Pendel ansehen, dessen Fixpunkt am Boden ist.
- Profilaufnahmen der Seiten: Die laterale Seitenlinie beginnt unmittelbar vor dem Calcaneus.

Videoaufnahmen

- Grundlegende Bewegungen filmen: gehen, aufstehen und hinsetzen, heben, bücken, rennen usw.
- Für die Person wichtige Bewegungsabläufe/Haltungen aufnehmen: aus den Bereichen Arbeit, Musizieren, Sport etc.
- Unter möglichst realistischen Bedingungen ganze Bewegungs*abläufe* filmen, nicht Einzelbewegungen.
- Bewegungsabläufe aus verschiedenen Perspektiven filmen.

4. Überblick über die Grundserie der 10 Sitzungen

4.1 Die Struktur der Grundserie

Vorbemerkung:
Die Anzahl von zehn Sitzungen in der Grundserie kann im Einzelfall auch um einige wenige Sitzungen erhöht werden. Wesentlich ist die in den *Inhalten* der Zehnerserie enthaltene Logik des Rezepts.

Die Grundserie von 10 Sitzungen kann man nach verschiedenen Gesichtspunkten unterteilen:

- Differenzierung und Integration

  1 2 3 4 5 6 7 8 9 10

  In den ersten sieben Sitzungen steht das Differenzieren zwischen und in den verschiedenen Körpersegmenten sowie zwischen den myo-faszialen Strukturen/Schichten im Vordergrund. In den letzten drei Sitzungen geht es vor allem um die Integration der Gesamtstruktur, der Bewegung und die Überführung in den Alltag. (Zum Integrationsbegriff siehe S. 65 f.)

  Dies ist aber nicht absolut zu verstehen, denn beide Teilziele sollten in jeder einzelnen Sitzung präsent sein.

- Vorbereitung – Durchführung – Vollendung

  1 2 3 4 5 6 7 8 9 10

  In den ersten drei Sitzungen wird hauptsächlich in den äußeren Gewebsschichten gearbeitet, um den Organismus auf die Veränderungen in den tiefen myofaszialen Schichten vorzubereiten. In diesen ersten Sitzungen enthüllen sich meist auch tieferliegende strukturelle Probleme, weil äußere Kompensationen reduziert oder beseitigt werden.

  Die essentiellen Veränderungen finden meist in den Sitzungen 4 bis 7 statt, da sie die tieferliegenden myofaszialen Schichten betreffen.

  In den Sitzungen 8 bis 10 geht es strukturell darum, die Spannungszustände von tieferen und äußeren Gewebsschichten auszubalancieren. Insgesamt ist das Thema dieser drei Sitzungen die Abrundung des Prozesses im Sinne der oben angesprochenen Integration.

- Obere Körperhälfte – untere Körperhälfte

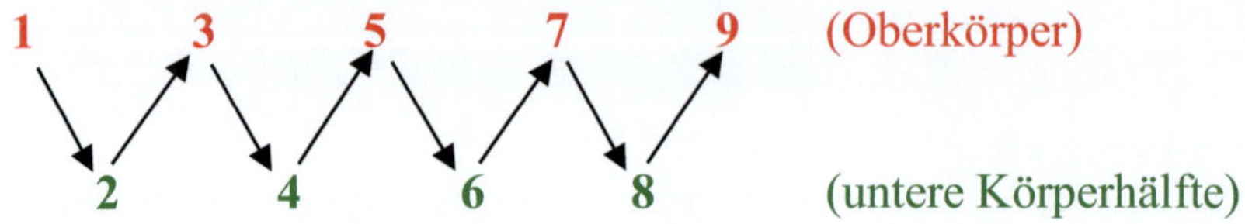

Normalerweise wechselt der Schwerpunkt der zu bearbeitenden Körperregionen im Verlauf der Sitzungsserie zwischen Oberkörper und unterer Körperhälfte. Siehe das obige Schema. Die Sitzung 10 ist davon ausgenommen.

Man kann auch sagen: Die Sitzung 1 ist eine Vorbereitung der Sitzung 3, die Sitzung 3 ist eine Vorbereitung der Sitzung 5, die Sitzung 5 ist eine Vorbereitung der Sitzung 7 und die Sitzung 7 ist eine Vorbereitung der Sitzung 9.

Dementsprechend ist die Sitzung 2 eine Vorbereitung der Sitzung 4, die Sitzung 4 eine Vorbereitung der Sitzung 6, die Sitzung 6 eine Vorbereitung der Sitzung 8.

Beachte: Die Sitzungen 8 und 9 können ihre Plätze unter bestimmten Umständen tauschen. Mehr dazu auf S. 145 f.

- Weitere Gesichtspunkte
  - Becken: Sitzungen 4, 5 und 6
  - Füße und Beine: Sitzungen 2, 4 und 6
  - Arme und Hände: Sitzungen 2, 3 und 8 oder 9
  - Viszeralraum: Sitzungen 4, 5 und 6
  - Atmung: Sitzungen 1, 3, 5 und 7

- Psycho-soziale und geistige Gesichtspunkte
  - Sitzungen 1-3:
    Wo stehe ich? (in der Beziehung zum Raum, im Verhältnis zum Boden, im Kontakt mit anderen Menschen)
  - Sitzungen 4-7:
    Wer bin ich? (Charakter, innerer Wesenskern)
  - Sitzungen 8-10:
    Wo gehe ich hin? Wer werde ich sein?

4.2 Zeitlicher Abstand zwischen den Sitzungen

Bei der Frage, wieviel Zeit zwischen zwei Sitzungen vergehen sollte, spielen vor allem zwei Punkte eine wesentliche Rolle:

- Zum einen sollte der Abstand so groß sein, dass der Klient die Ergebnisse der Sitzung gut verarbeiten, integrieren kann. Denn jede Sitzung bewirkt Veränderungen im Nervensystem, in der Konsistenz des myofaszialen Gewebes, in der Bewegungskoordination, im Stoffwechsel, in der Eigenwahrnehmung des Klienten usw.
- Auf der anderen Seite sollte die Zeit zwischen den Sitzungen nicht zu lang sein, damit die Impulse, die von jeder Sitzung ausgehen, ihren kumulativen und synergetischen Charakter nicht verlieren, damit also der rote Faden der Veränderungen und ihrer Wahrnehmung durch die Klientin nicht zu dünn wird.

Natürlich können im Einzelfall noch viele andere Gesichtspunkte (Alter, Vorgeschichte, Gesundheitszustand, Zeitprobleme usw.) eine Rolle spielen, aber erfahrungsgemäß ist bei Erwachsenen ein Abstand von einer Woche zwischen den Sitzungen optimal.

Bei Kindern und Jugendlichen kann es gut sein, öfter mal einen größeren Zeitabstand zu wählen, damit man sie über einen längeren Zeitraum in ihrer Entwicklung begleiten kann.

Wenn – aus welchen Gründen auch immer – größere Pausen zwischen Sitzungen nicht zu vermeiden sind, sollte man diese nach der 3. Sitzung und/oder nach der 7.Sitzung machen. Denn diese Sitzungen sind der Abschluss jeweils einer Etappe innerhalb des Gesamtprozesses (siehe S. 121 und 140). In der Sitzung vor größeren Pausen besonders aufmerksam das Prinzip der Anpassungsfähigkeit (siehe S. 75 ff.) beachten.

Da die Sitzungen 4 und 5 thematisch besonders eng zusammenhängen, sollte man einen zu großen zeitlichen Abstand zwischen ihnen vermeiden.

4.3 Anleitung zum Lesen der Sitzungsbeschreibungen

- Bei den Zielen und der Aufzählung der Schritte zu ihrer Verwirklichung werden häufig die Begriffe „normalisieren", „harmonisieren", „befreien" oder „differenzieren" gebraucht. Gemeint ist damit Folgendes:
  - *Normalisieren/Harmonisieren*: Hierbei geht es darum, die Stellung von Segmenten und die Spannungen in myofaszialen Geweben sowie die Kongruenz von Strukturen zu optimieren.
  - *Befreien*: Gemeint ist das Beheben von Restriktionen, Verkürzungen und Verklebungen.
  - *Differenzieren/Separieren*: Segmenten oder myofaszialen Einheiten, die nicht frei genug agieren können, räumliche und funktionale Unabhängigkeit zu verschaffen.
- Es sei daran erinnert, dass die Praktizierende in jeder Sitzung ihre Einschätzung des jeweiligen Klienten entlang der verschiedenen Kategorien (siehe S. 73 f.) zu Rate ziehen muss, um das Rezept klientenzentriert anwenden zu können.

  Praktisch bedeutet das, nicht einfach alle angegebenen Behandlungsschritte wie eine To-do-Liste schematisch abzuarbeiten, sondern gezielt auszuwählen und gegebenenfalls zu ergänzen oder abzuwandeln. Entscheidend sind die Themen und Zielsetzungen der jeweiligen Sitzung.
- Es werden zu jeder Sitzung die *manuellen Aufgaben* des Behandlers angegeben. Techniken werden in diesem Handbuch - mit ganz wenigen Ausnahmen - nicht beschrieben. Diese sind Thema des Handbuchs 3.
- Neben der manuellen Arbeit ist die *Bewegungsarbeit* unverzichtbarer Teil der Sitzungen. Sie wird in diesem Band nicht aufgeführt, sondern ist Thema von Handbuch 1. Dort sind zum einen vielfältige Bewegungsanalysen zu finden, zum anderen eine große Anzahl von Hinweisen und Übungen, welche die ganze Themenpalette der Grundsitzungen abdecken.
- Bei den Angaben zur Behandlungsabfolge in den Sitzungen werden sehr oft Muskelnamen gebraucht. Denn damit kann man präziser bestimmte Regionen lokalisierend umschreiben. Gemeint ist jedoch in der Regel das betreffende myo-fasziale Gewebe insgesamt.

5. Die Sitzungen im Einzelnen

Sitzung 1

Kontext der 10 Sitzungen

- Die erste der sieben Sitzungen mit Schwerpunkt Separieren.

1 2 3 4 5 6 7 8 9 10

- Die erste der drei Sitzungen, in denen *überwiegend* an oberflächlichen Gewebestrukturen gearbeitet wird.

1 2 3 4 5 6 7 8 9 10

- Arbeit vor allem in der oberen Körperhälfte.

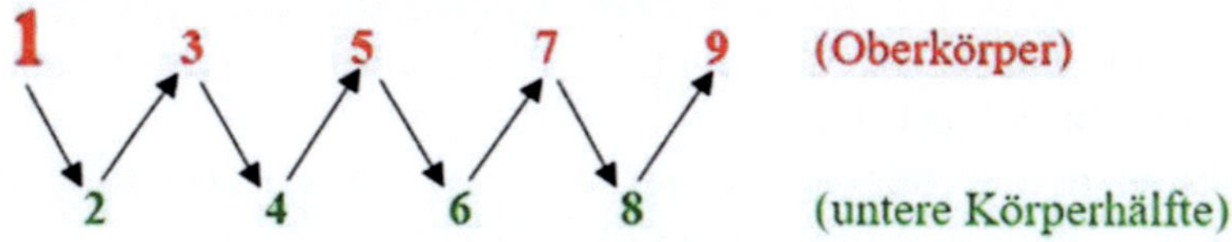

Ziele

- Eine gute Arbeitsbeziehung etablieren.
  - Menschlich-empathischen Kontakt herstellen.
  - Eine sichere Atmosphäre kreieren.
  - Klarheit der Rollen sicherstellen.
  - Erste Eindrücke der Berührungsqualität vermitteln
  - Verbale und nonverbale Reaktionen der Person wahrnehmen.
- Tour d'Horizon: Die Themen des Gesamtprozesses klingen an, und der Behandler bekommt erste Informationen, bezogen auf:
  - Struktur
  - Bewegungsmuster
  - Gewebeeigenschaften (hart, weich, zäh usw.)
  - Wahrnehmungs- und Kommunikationsstruktur des Klienten
  - die Psyche des Klienten
- Separieren der großen Körpersegmente voneinander.
- Oberflächliche Schichten (Oberflächenfaszien) weiten und befreien, um den tieferen Schichten Raum zu verschaffen.
- Normalisierung der Thoraxstellung.
- Funktional: Atmungsvermögen (Vitalkapazität).

Strukturelle Einzelziele

- Differenzierung zwischen Schultergürtel und Thorax
- Differenzierung zwischen Becken und Rumpf
- Differenzierung zwischen Becken und Beinen
- Die Rumpfvorderseite verlängern, wenn angebracht.
- Die Beckenstellung beginnen zu normalisieren.

Die angewendeten Prinzipien

Vor allem: *Anpassungsfähigkeit* und *Unterstützung*.

Die Verbesserung des Atems ist Voraussetzung für verbesserte Stoffwechselprozesse, die wir impulsieren (größerer Sauerstoffgehalt des Blutes, mehr Energie usw.).

Die Separierung der großen Körpersegmente, also die Schaffung von mehr Mobilität der Segmente ist die Voraussetzung für eine Veränderung ihrer Position.

Die Arbeit in der oberen Körperhälfte ist die Vorbereitung für die Arbeit an Füßen und Beinen in der 2.Sitzung.

In der ersten Sitzung wird die Grundlage für gegenseitiges Vertrauen gelegt. der Klient erfährt, dass er sich sicher und unterstützt fühlen kann.

Analyse von Struktur, Bewegung und seelischen Aspekten

- Struktur
  - Eine erste generelle Strukturanalyse (siehe Anhang, S. 224)
  - Freiheitsraum zwischen Schultergürtel und Brustkorb, zwischen Rumpf und Becken sowie zwischen Beinen und Becken.
  - Brustkorbstellung (überstreckt oder eingefallen?) und Brustkorbvolumen.
  - Ist das Zwerchfell vorn (unter dem Rippenbogen) oder hinten (beim lumbodorsalen Übergang) eingeschränkt?
  - Schultergürtel (in Bezug auf Rotation, Kippung und Verschiebung)
  - Beckenstellung (Kippung nach vorn oder hinten, Kippung zur Seite, Verschiebung nach vorn oder hinten)
  - Testen der ischiocruralen Muskeln durch Fahrradfahr-Bewegungen in Rückenlage mit zum Brustkorb angezogenen Beinen:

Welches Knie kommt näher an den Brustkorb? Dies gibt Aufschluss über eventuelle Längenunterschiede der ischiocruralen Muskeln beider Beine.
Ziehen die medialen oder lateralen Ischiocruralen das Knie nach medial bzw. nach lateral?
  - Sitzend: Kurven der Wirbelsäule bei sich vorbeugender Bewegung (Hyper-Kyphosen, Hyper-Lordosen und Flachstellen) identifizieren. Abstände zwischen den Wirbeln vergleichen: Wo öffnet sich die Wirbelsäule und wo nicht?

- Funktion
  - Atmung
    - Ausdehnung von Brustkorb und Bauch. Eventuell Einschränkungen vom Schultergürtel oder vom Rücken her?
    - Einatemfixiert oder ausatemfixiert? (siehe Handbuch, Band 1, S. 29 ff.)
    - Möglicher Konflikt zwischen Atemfixierung und Rotation des Schultergürtels (kongruente Muster sind: Außenrotation bei einer Fixierung in Einatmung und Innenrotation bei einer Fixierung in Ausatmung).
  - Gibt es Einschränkungen, wenn der Arm in Rückenlage passiv kreisend im Schultergelenk bewegt wird?
  - Gibt es Einschränkungen, wenn das im Knie angewinkelte Bein in Rückenlage passiv kreisend im Hüftgelenk bewegt wird?
  - Eine erste generelle Ganganalyse (siehe Anhang, S. 225).

- Psychologie
  - Siehe: Psychologische Themen auf S. 114 f.
  - Typologien aus der Körperpsychotherapie (z.B. Prestera). Siehe Handbuch, Band 6.

Schlüsselstrukturen

- Mm. Pectoralis major und minor
- Achselhöhle: M. Latissimus dorsi, Pectoralisfaszie, Mm. Teres major und minor, M. Infraspinatus
- Brustkorb: Mm. Intercostales externi
- Sternum: M. Sternalis, M. Transversus thoracis
- Rippenbogen: M. Rectus abdominis, Zwerchfell
- Um den Trochanter major: M. Tensor fasciae latae, Tractus iliotibialis, Mm. Glutaei

Klassische Behandlungsabfolge

Rückenlage

- Das oberflächliche Gewebe des Brustkorbs großflächig verschiebend lösen und den M. Subclavicularis behandeln.
- Bei der Arbeit am Brustkorb die Thoraxrückseite (Verbindung der Rippen zur Wirbelsäule) miteinbeziehen.

  Erektoren zur Wirbelsäule hin oder weg davon arbeiten, in der Spinalrinne (zwischen Wirbeln und Rippen) lösend arbeiten.
- Raum zwischen Arm und Rumpf schaffen (Mm. Pectoralis major und minor, M. Latissimus dorsi, M. Subscapularis, Mm. Teres, M. Serratus anterior, M. Deltoideus).
- Sternoclaviculare Gelenke und die Faszie des M. Sternalis
- M. Transversus thoracis
- Rippenbogen (Ansatz des M. Rectus abdominis), Zwerchfell
- Brustkorbelastizität und Atmungsqualität erhöhen (Rückstoß-Techniken; siehe Handbuch, Band 3, S. 42 und 145 ff.).

Seitenlage (oberes Bein gestreckt, unteres leicht angewinkelt)

- Gewebe auf und um den großen Trochanter befreien.
- Raum zwischen der Crista iliaca und dem Brustkorb kreieren.
- Tractus iliotibialis am großen Trochanter

Rückenlage

- Ischiocrurale Muskulatur längs zum Faserverlauf bearbeiten.
- Für eine generelle Entspannung: Palmarflächen der Hände und den Carpaltunnel öffnen.
- Den Nacken behandeln (Lig. Nuchae, M. Trapezius, M. Sternocleidomastoideus) und die kleinen Muskeln am atlanto-occipitalen Gelenk).
- Pelvic Lift

  Bei einer Lendenwirbelsäulen-Hyperlordose und anterior gekipptem Becken aufgestellte Beine, bei einer steilen Lendenwirbelsäule und nach posterior gekipptem Becken ausgestreckte Beine.

Päckchen- oder Fersensitz [Abb. 2.6]

Die Erektoren des Rückens längs zum Faserverlauf bearbeiten, um die Verlängerung der Rumpfvorderseite auszubalancieren.

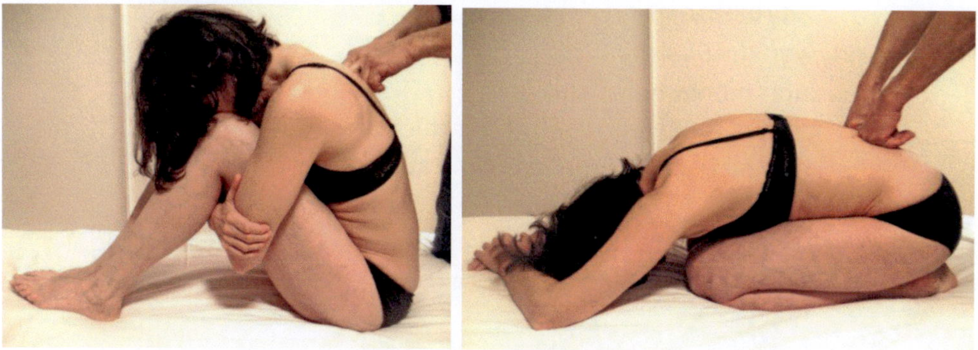

Abb. 2.6 *Päckchensitz (links) und Fersensitz (rechts)*

Zusätzliche Hinweise zur Behandlung

- Die Klientin in die zu dehnenden Körperregionen atmen lassen.
- An Knochenerhebungen, wie z.B. dem großen Trochanter, und an Knochenrändern, wie z.B. dem Rippenbogen, gibt es oft Anhaftungen des Gewebes an den Knochen.
- Im Allgemeinen ist die Arbeitsrichtung beim Brustkorb tendenziell eher nach kranial gerichtet. Wenn jedoch eine *Einatem*fixierung vorliegt, arbeitet man eher nach kaudal hin (und befreit an der Brustkorbrückseite die Crura des Zwerchfells).
- Bei posterior gekipptem Brustkorb, bei dem die Vorderseite länger ist als die Rückseite, auf dem Brustkorb eher nach kaudal arbeiten.

Mögliche seelische Themen der 1.Sitzung

- Flacher oder zusammengesunkener Brustkorb: Depression
- Atemmuster reflektieren oft psychologische Muster:
  - rasend-hektische Atmung: Furcht, Angst
  - keine Pause zwischen Aus- und Einatmen:
    - traumatischer Hintergrund
    - nicht genug Ruhe zwischen Aktivitäten
    - nicht genügend „bei sich sein"

- zu wenig Einatmen:
  - kann nichts hereinlassen
  - sorgt nicht genug für sich
  - Depression
- zu wenig Ausatmen:
  - kann nichts herauslassen
  - kann nichts weggeben, kann nicht loslassen
  - kann sich als Person schlecht ausdrücken
- Asthma:
  - Thema „Macht" (die anderen müssen Rücksicht nehmen)
  - nicht genügend Körperkontakt als Kind

Sitzung 2

Kontext der 10 Sitzungen

- Die zweite der sieben Sitzungen mit Schwerpunkt Separieren.

1 **2** 3 4 5 6 7 8 9 10

- Die zweite der drei Sitzungen, in denen *überwiegend* an oberflächlichen Gewebestrukturen gearbeitet wird.

1 **2** 3 4 5 6 7 8 9 10

- Arbeit vor allem in der unteren Körperhälfte.

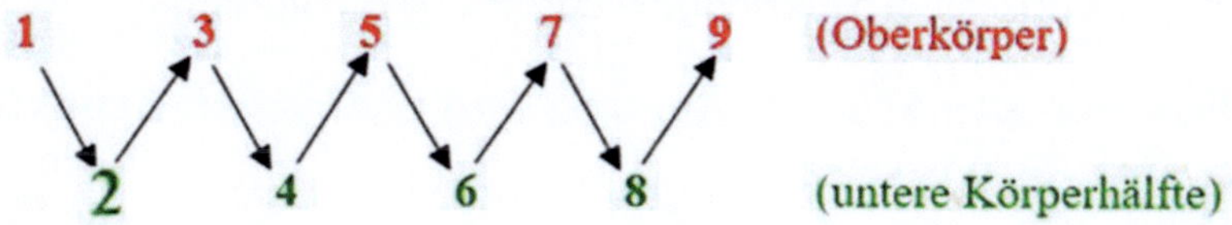

Ziele

- Füße (und Beine) als Basis für den ganzen Organismus normalisieren. Damit hat die Arbeit an Füßen und Beinen Auswirkungen auf die Gesamtstruktur und auf die inneren Organe (Fußreflexzonen).
- Der Klient muss eine Verbundenheit von Kopf und Füßen spüren. (*Dr. Ida Rolf*)
- Dekompensation in den Extremitäten.
- Verlängerung des Rückens.
- Funktional: Standvermögen und ein verbessertes Gangmuster.

Einzelziele

- Normalisierung der Fußgewölbe.
- Funktional horizontale Fußgelenke (und Kniegelenke)
- Die Stellung des Calcaneus normalisieren.
- Freieres Spiel zwischen den kleinen Fußknochen.
- Differenzieren der Muskelabteilungen im Unterschenkel.
- Die Fibula befreien.
- Separieren der Unterarmmuskulatur und Spannungsausgleich zwischen Beugern und Streckern.

- Fixierung des Unterarms in Innenrotation beziehungsweise – eher selten – in Außenrotation behandeln.
- Die langen Rückenstrecker bearbeiten, damit der Organismus die Veränderungen in Bezug auf Stand und Gang integrieren kann.

Die angewendeten Prinzipien

Vor allem: *Anpassungsfähigkeit* und *Unterstützung*.

Der Körper soll strukturell und bewegungsmäßig eine gute bilaterale Unterstützung bekommen. Dies ist die Voraussetzung für Veränderungen, welche weiter oben liegende Segmente betreffen.

Die Arbeit in der unteren Körperhälfte ist eine Vorbereitung für die Arbeit am Vorn-hinten-Gleichgewicht in der 3. Sitzung.

Analyse von Struktur, Bewegung und seelischen Aspekten

- Struktur
  - Fußform, Längs- und Quergewölbe, Gewichtsverteilung auf den Füßen: vorn-hinten, innen-außen
  - Zehenform (z.B. Hallux valgus?)
  - Stellung des Calcaneus und der anderen Fußknochen
  - Achsenstellung der Beine von der Seite her betrachtet: Kippung nach vorn, Überstreckung oder zu wenig Streckung?
  - o-Bein/e, x-Bein/e
  - Rotationen der Beine? Gegenläufige Rotationen zwischen Ober- und Unterschenkel/Fuß?
  - Strukturelle Muster des Unterarms (siehe Sitzung 9, S. 148 f.)
  - Sitzend: Kurven der Wirbelsäule bei sich vorbeugender Bewegung (Hyper-Kyphosen, Hyper-Lordosen und Flachstellen) identifizieren. Abstände zwischen den Wirbeln vergleichen: Wo öffnet sich die Wirbelsäule und wo nicht?
  - Schroffe oder harmonische Übergänge zwischen den Wirbelsäulenabschnitten?
  - Sind die Rückenerektoren zu eng an der Wirbelsäule oder zu weit weg von ihr? Seitenvergleich.

- Funktion
  - Können sich Zehen und Füße unabhängig voneinander dorsal und plantar beugen?
  - Ganganalyse:
    - Kniebetontes Gehen (Storchengang)?
    - Fußbetontes Gehen (Füße werden nach vorn geworfen)?
    - Fersenbetontes Gehen? Ballenbetontes Gehen?
    - Abrollen der Füße checken.
    - Gewicht auf der Außen- oder Innenkante der Füße?
    - Rotationsbewegungen der Beine/Füße?
- Psychologie
  Siehe: Psychologische Themen auf S. 120

Schlüsselstrukturen

- Fußmuskulatur und -bänder
- Calcaneus
- Unterschenkel: Flexoren, Extensoren, Mm. Peronei
- Die Fascia cruris (inklusive der Septi und der tiefen Blätter der Membrana interossea)
- M. Erector spinae

Klassische Behandlungsabfolge

Rückenlage

- Retinacula und Malleoli
- Füße (besonders die Fußgewölbe, die Zehen und rund um die Ferse)
- Mobilisierung der Fußknöchelchen
- Verkürzungen der langen Fußextensoren im Unterschenkel bearbeiten
- Separieren der Muskelabteilungen im Unterschenkel. Zu diesem Zweck die Fascia cruris (inklusive der Septi und der tiefen Blätter der Membrana interossea) behandeln.
- Fibula befreien.
  Um und auf der Fibula von kaudal nach kranial arbeiten, weil das untere Gelenk zwischen Fibula und Tibia stabiler ist als das obere.

- Horizontalisieren des Knies durch Arbeit an den Innen- und Außenseiten des Knies.
- Gegebenenfalls den M. Quadriceps und die Muskelansätze im Übergang zwischen Becken und Oberschenkel behandeln.

Bauchlage

- Verhärtungen und Verkürzungen in den Waden und der ischiocruralen Muskulatur adressieren.

Rückenlage

- Die Unterarmmuskulatur behandeln
- Die Flexorenursprünge am medialen Epicondylus des Humerus adressieren.
- Bei Fixierung des Unterarms in Pronation M. Pronator teres und M. Pronator quadratus des Unterarms behandeln.
- Den Nacken behandeln (M. Levator scapulae, M. Trapezius, M. Sternocleidomastoideus, Mm. Scaleni) und die kleinen Muskeln am atlanto-occipitalen Gelenk.
- Pelvic Lift (siehe S. 113)

Vorgebeugt auf einem Hocker oder im Päckchensitz [Abb. 2.7]

Verlängerung der langen Rückenerektoren. Quer von der Wirbelsäule weg, wenn sie aufgrund einer Hyperlordose zu eng an der Wirbelsäule sind, oder hin zur Wirbelsäule, wenn sie aufgrund einer Hyperkyphose zu weit weg von ihr sind. Auf diese Weise beginnt man, zu kurvige und zu flache Abschnitte der Wirbelsäule zu normalisieren.

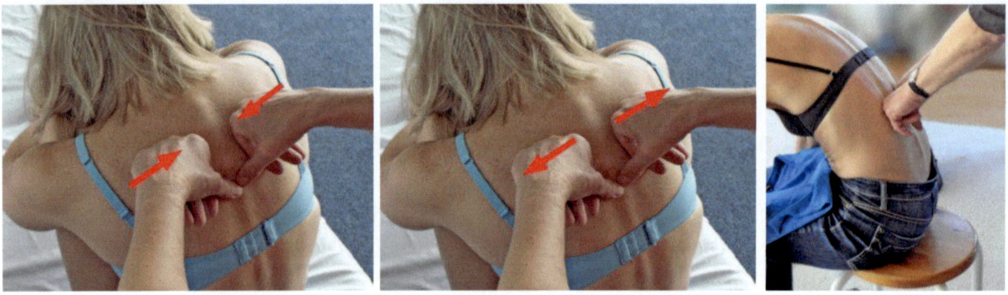

Abb. 2.7 *Links: Im Päckchensitz die Erektoren zur Wirbelsäule hinarbeiten Mitte: Die Erektoren von der Wirbelsäule wegarbeiten. Rechts: Arbeit in Sitzhaltung auf einem Hocker*

Zusätzliche Hinweise zur Behandlung

- Abwechselnd an Fuß und Unterschenkel arbeiten, damit die Veränderungen relativ simultan stattfinden.
- Wenn die Klientin bei der manuellen Behandlung den Fuß nach dorsal beugen soll, ist darauf zu achten, dass die Knie locker bleiben, sich also passiv beugen.

Mögliche seelische Themen der 2.Sitzung

- Erdverbundenheit, Realismus versus wenig Bodenständigkeit und Traumtänzerei.
- Schwerfälligkeit versus Sprunghaftigkeit.
- Flexibilität und Lebendigkeit versus Unbeweglichkeit und Schwerfälligkeit.
- Antriebsstärke versus Antriebslosigkeit.
- Innere Sicherheit und Selbständigkeit versus Ängstlichkeit und Unselbständigkeit.

Sitzung 3

Kontext der 10 Sitzungen

- Die dritte der sieben Sitzungen mit Schwerpunkt Separieren.

1 2 **3** 4 5 6 7 8 9 10

- Die dritte der drei Sitzungen, in denen *überwiegend* an oberflächlichen Gewebestrukturen gearbeitet wird. Übergang zu tieferen Schichten, zum Kernbereich des Körpers.

1 2 **3** 4 5 6 7 8 9 10

- Arbeit überwiegend in der oberen Körperhälfte.

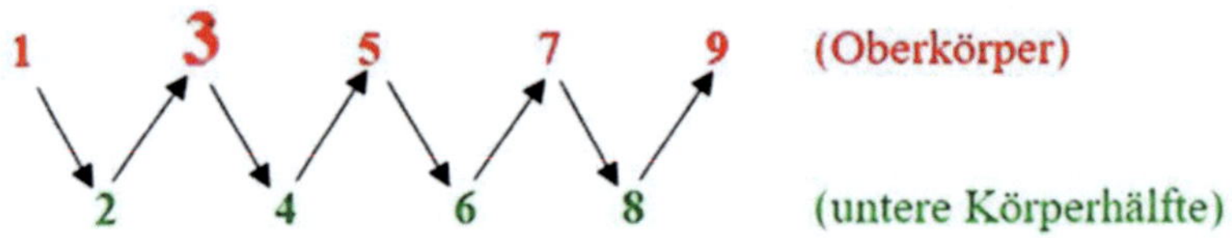

- Die Absolvierung der 3.Sitzung stellt eine erste Zäsur innerhalb des Gesamtprozesses dar. Wenn eine längere Pause absehbar ist, oder ein Klient nicht weitermachen möchte, ist damit ein geeigneter Zeitpunkt für eine Unterbrechung bzw. den Abschluss.

Ziele

- Eine vertikale Verlängerung der Seiten, nachdem in den ersten beiden Sitzungen Vorderseite und Rückseite mehr Länge bekommen haben.
- Etablierung einer lateralen vertikalen Mittel-Linie, die eine Vorn-hinten-Balance, also ein ausgeglichenes Volumen von Vorderseite und Rückseite herstellt.
- Raum schaffen zwischen 12.Rippe und Becken, um für die weiteren Sitzungen eine gute Verbindung zwischen oberer und unterer Körperhälfte herzustellen.
- Befreiung der 12.Rippe, die oftmals eine nach kranial oder kaudal abweichende Stellung aufweist.
- Funktional: Atmung, Nieren und Nebennierendrüsen.

Einzelziele

- Den Schultergürtel befreien und seine Stellung normalisieren.
- Das Becken befreien und seine Stellung normalisieren.
- Die Rippenzwischenräume öffnen.
- Die Lumbalfaszie und den M. Quadratus lumborum normalisieren.

Die angewendeten Prinzipien

Vor allem: *Anpassungsfähigkeit, Spannungsbalance zwischen den räumlichen Dimensionen* und *Interventionsende*.

Der Körper soll strukturell und bewegungsmäßig für tiefere Veränderungen vorbereitet werden.

Eine dreidimensionale Ausdehnung schafft ein verbessertes Gleichgewicht zwischen den Segmenten und ein harmonischeres Spannungsverhältnis zwischen ihren myofaszialen Anteilen.

Bevor der nächste Abschnitt der Grundserie begonnen wird, ist eine Abrundung des ersten Abschnitts erforderlich. Dies gilt besonders dann, wenn keine weiteren Sitzungen erfolgen bzw. eine längere Pause bevorsteht.

Analyse von Struktur, Bewegung und seelischen Aspekten

- Struktur
  - Räumliche Verteilung der Segmente vor und hinter der lateralen Vertikalachse
  - Befindet sich das obere Schwerkraftzentrum vor oder hinter der lateralen Linie?
  - Ist eine Rumpfseite länger als die andere?
  - Seitneigung des Rumpfes im Stehen und Sitzen: ist eine Seite oder sind beide Seiten in der Flankenregion und/oder im Brustkorbabschnitt komprimiert?
  - Kongruenz checken. Kongruent sind die Kombinationen einatemfixiert und außenrotierte Schultern bzw. ausatemfixiert und innenrotierte Schultern.
  - Die Stellung der Rippen, besonders der 12.Rippe, checken.
  - Gibt es genügend Raum in der Lumbalgegend?
  - Wie ist die Stellung der Scapulae, der Schultern und der Arme?
  - Gibt es vor und hinter dem großen Trochanter genügend Raum?

- Funktion
  - Die Qualität der Atmung. Gibt es Restriktionen? (Siehe S. 112)
  - Wie ist das Verhalten der Scapulae bei Armbewegungen? Sind sie zu fixiert oder zu beweglich (nach medial oder lateral, nach kranial oder kaudal)?
  - Gibt es ein freies kontralaterales Armschwingen?
- Psychologie
  Siehe: Psychologische Themen auf S. 125

Schlüsselstrukturen

- 12.Rippe: Dort beziehungsweise an T 12 setzen viele Muskeln an: M. Psoas, Diaphragma, M. Quadratus lumborum, M. Longissimus thoracis.
- M. Quadratus lumborum
- Rippenzwischenräume
- Die myofaszialen Strukturen um den Trochanter major
- Die myofaszialen Strukturen um Schultergelenk und Scapulae: Rotatorenmanschette (M. Supraspinatus, M. Infraspinatus, M. Subscapularis, M. Teres minor, Lig. Coracohumerale), M. Pectoralis major und minor, M. Levator Scapulae, M. Trapezius, M. Serratus anterior, M. Deltoideus

Klassische Behandlungsabfolge

Beginnt man mit dem Schultergürtel oder dem Beckengürtel? In der Regel mit dem Gürtel beginnen, der am unfreiesten ist bzw. die größeren Probleme hat. Die untenstehende Beschreibung geht von einem Beginn am Beckengürtel aus.

Eine weitere Frage ist die, mit welcher Seite man beginnt. Die jeweils konkrete Situation vereinfachend kann man sagen: Beginnen mit der kürzeren Rumpfseite.

Seitenlage (oberes Bein gestreckt, unteres leicht angewinkelt). Beim Vorhandensein einer seitlichen Wirbelsäulenkrümmung ein Kissen unter die jeweilige Kurvenspitze legen.

- Befreien des großen Trochanters: M. Tensor fasciae latae, Mm. Glutaei
- Iliotibialtrakt bis zur Tibia bearbeiten und vom M. Biceps femoris

einerseits und vom posterioren Teil des M. Vastus lateralis andererseits separieren.

- Die Crista iliaca befreien.
- Flankengegend: schräge Bauchmuskeln
- Auf der lateralen Brustkorbseite das Gewebe von der Mittellinie aus nach anterior und posterior arbeiten.
- Gegebenenfalls den M. Latissimus dorsi zur Wirbelsäule hinarbeiten.
- Die Scapula, die eine Verbindung zum Arm, zum Rücken und zum Nacken darstellt, befreien: M. Rhomboideus, M. Subscapularis, M. Supraspinatus, M. Levator scapulae, M. Trapezius, M. Latissimus dorsi.
- Den Arm von einer zu restriktiven Verbindung zum Rücken und zum Brustkorb befreien: M. Deltoideus, M. Pectoralis major und minor, M. Latissimus dorsi, M. Teres minor und major, M. Infraspinatus.
- M. Biceps brachii und M. Triceps brachii mit ihren Septi behandeln.
- Die laterale Schädeldachfaszie (Galea aponeurotica, M. Temporalis) befreien.
- Verengte Rippenzwischenräume weiten.
- Fascia thoracolumbalis behandeln.
- Raum zwischen 11. Und 12.Rippe schaffen.
- Die 12.Rippe befreien. Sie kann zu sehr Richtung Becken stehen oder zu eng an der 11.Rippe.
- Den M. Quadratus lumborum behandeln und über das Trigonum lumbale den Innenrand des M. Quadratus sowie den M. Psoas kontaktieren.
- Nacken, Mm. Scaleni.
- Atlanto-occipitaler Übergang
- Pelvic Lift (siehe S. 113)

Sitzend auf einem Hocker [siehe Abb. 2.8]

- Rückenarbeit: Während der Klient beide Füße gleichmäßig gegen den Boden drückt und von da aus Kontakt mit den Händen des Behandlers aufnimmt, arbeitet dieser leicht am Rücken mit der Intention, beide Körperhälften auszubalancieren und (wieder) miteinander zu verbinden.

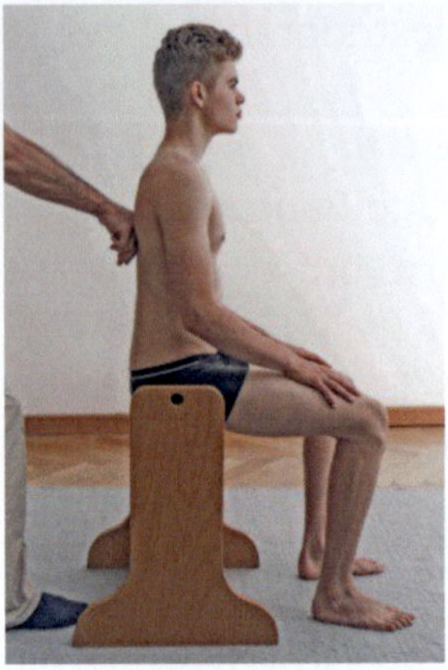

Abb. 2.8

Zusätzliche Hinweise zur Behandlung

- Freie Rippen sind besonders für Menschen mit Trauma-Erfahrung hilfreich.
- Es ist nicht ungewöhnlich, dass nach der 3.Sitzung tiefere Dysbalancen deutlicher zu Tage treten. Das ist okay, muss aber bei der Integration zum Sitzungsende hin gegebenenfalls adressiert werden, damit die Dekompensation keine Probleme provoziert, und damit beim Klienten kein Gefühl von Spaltung zwischen linker und rechter Seite entsteht.

Mögliche seelische Themen der 3.Sitzung

- Beziehungen aktiv leben.
- Thema Abgrenzung: neigt die Klientin dazu, sich zu viel oder zu wenig abzugrenzen?
- Mit Willenskraft aktiv zupackend in der Welt handeln.

Sitzung 4

Kontext der 10 Sitzungen

- Die vierte der sieben Sitzungen mit Schwerpunkt Separieren.

1 2 3 **4** 5 6 7 8 9 10

- Die erste der vier Sitzungen, in denen die tieferen Schichten des Kernbereichs des Körpers bearbeitet werden.

1 2 3 **4** 5 6 7 8 9 10

- Die erste der drei zentralen Sitzungen für das Becken.
- Arbeit vor allem in der unteren Körperhälfte.

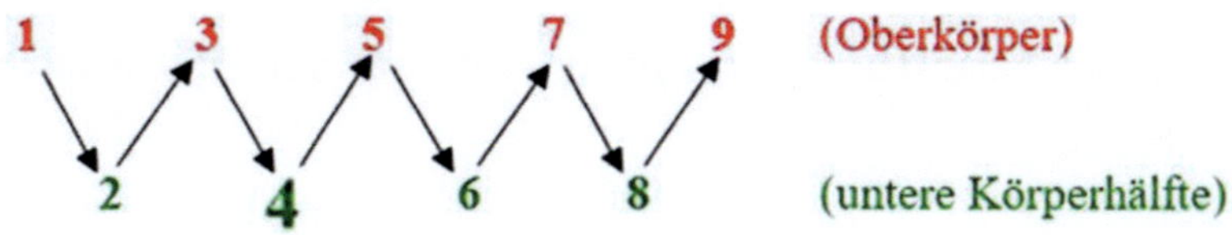

Ziele

- Etablieren und Verlängern der inneren Vertikallinie von den Füßen bis in den Beckenboden.
- Beckenstellung und -beweglichkeit normalisieren.
- Beckenboden normalisieren (Spannung, Ausrichtung).
- Fuß- und Beinstellung normalisieren.
- Eine Verbindung zwischen Füßen, lumbodorsalem Übergang und Nacken kreieren.
- Funktional:
  - Becken- und Beinbewegung
  - Ausscheidung, Sexualität

Einzelziele

- Normalisierung der Fußgewölbe und Ausrichtung des Fußgelenks.
- Tiefe Fußflexoren des Unterschenkels normalisieren.
- Ausrichtung und Beweglichkeit der Kniegelenke (Pes anserinus).
- Die Adduktoren verlängern und voneinander separieren.
- M. Quadriceps sowie M. Semitendinosus und M. Semimembranosus von den Adduktoren separieren.

- Normalisierung des Beckenbodens (M. Obturator internus), gegebenenfalls mehr Raum zwischen den Sitzknochen schaffen.
- Verlängerung und Differenzierung der Ischiocruralen.
- Atmungsbewegung bis in den Beckenboden.
- Harmonisieren des lumbodorsalen Übergangs.

Die angewendeten Prinzipien

Vor allem: *Spannungsbalance zwischen den räumlichen Dimensionen* und *Unterstützung*.

Die räumlichen Dimensionen des Kernbereichs des Körpers beginnen sich zu normalisieren.

Der Kernbereich bekommt eine optimalere Unterstützung durch Beine und Füße.

Analyse von Struktur, Bewegung und seelischen Aspekten

- Struktur

  Stehend

  - Beckenstellung
  - Intrasegmentale Beckenstruktur (Verhältnis der Ilia zueinander) und besonders die Stellung der Sitzknochen checken.
  - Ist der Beckenboden hochgezogen?
  - Gibt es Spannungsunterschiede zwischen dem vorderem und dem hinteren Teil des Beckenbodens, zwischen rechter und linker Seite des Beckenbodens?
  - Rotation der Beine oder eines Beins?
  - Sind die Adduktoren nach vorn oder hinten gezogen?

  Seitenlage. Oberes Bein angewinkelt auf dickem Kissen, unteres Bein gestreckt.

  - Knie des gestreckten Beins vor und zurück bewegen lassen. Sind die Adduktoren – unnötigerweise - beteiligt?
  - Beweglichkeit des Beins im Hüftgelenk testen, indem man das gestreckte Bein passiv nach posterior bewegt.
  - Testen, ob der M. Iliopsoas verkürzt ist: Das gestreckte Bein passiv nach posterior bewegen. Zieht der Iliopsoas die Lendenwirbelsäule dabei nach anterior?
  - Wenn beim gestreckten Bein Fuß und Unterschenkel nach außen rotiert sind, ist die Frage, ob es nur der Unterschenkel ist,

oder ob das ganze Bein außenrotiert ist. Test: Wenn der Behandler den Unterschenkel im Knie passiv beugt, verschwindet die Außenrotation oder sie bleibt. Wenn sie verschwindet, ist das ganze Bein vom Hüftgelenk her außenrotiert. Denn durch die Beugung im Knie werden Oberschenkel und Unterschenkel entkoppelt. Wenn die Außenrotation bleibt, ist es nur der Unterschenkel, der außenrotiert ist.

- Funktion
  - Ganganalyse (siehe Anhang, S. 225)
  - Beckenbeweglichkeit: Bewegung der Ilia um die drei Raumesachsen.
- Psychologie

  Siehe: Psychologische Themen auf S. 130

Schlüsselstrukturen

- Fußbeuger des Unterschenkels
- Adduktoren
- Beckenboden
- Ischiocruale Muskulatur
- Lumbodorsaler Übergang (M. Psoas, Zwerchfell, M. Trapezius und M. Quadratus lumborum)

Klassische Behandlungsabfolge

Mit dem instabileren Bein beginnen. Grund: Es soll mehr Zeit für die Verarbeitung der Interventionen bekommen als das stabilere Bein, bevor die Klientin wieder zum Stehen kommt. Test: Einbeinstand. Welches Bein steht weniger stabil und muss mit einer Verlagerung des Oberkörpers zu seiner Seite das Gleichgewicht aufrechterhalten?

Man kann am Knie oder am Knöchel beginnen. Am Knie starten, falls Hüftgelenk oder Knie problematischer als das Fußgelenk sind.

Seitenlage. Oberes Bein angewinkelt auf dickem Kissen, unteres Bein gestreckt.

- Innenseite des Unterschenkels: M. Gastrocnemius, tiefe Flexoren, Fascia cruris.
- Gegebenenfalls die Fußgewölbe verlängern und die Stellung des Calcaneus normalisieren.
- Die Muskeln des Pes anserinus separieren.

- Die Adduktoren vom Pes anserinus bis zum Sitzknochen verlängern und voneinander separieren.
- Die Adduktoren von der ischiocruralen Muskulatur und vom M. Vastus medialis separieren.
- Bei einem x-Bein die Strukturen an der Knieaußenseite verlängern.
- Den Beckenboden indirekt behandeln über den M. Obturator internus (Zugang an der Innenseite des Sitzknochens).

  Auf diese Weise beeinflusst man vor allem den hinteren Teil des Beckenbodens. Wenn der vordere Teil hyperton ist, kann man in Rückenlage einen indirekten Zugang auf der Innenseite des Schambeins nehmen, wo die Faszie des M. Rectus abdominis in die Beckenbodenfaszien übergeht.
- Steht ein Sitzknochen oder stehen beide zu weit medial, diese(n) nach lateral arbeiten.
- Den M. Iliacus am kleinen Trochanter behandeln.
- Gegebenenfalls Ligg. Sacrospinale und Ligg. Sacrotuberale.

Bauchlage

- M. Piriformis. Grund: Er ist neurologisch und faszial mit dem Beckenboden verbunden.
- Ischiocrurale Muskeln behandeln.

Rückenlage

- Zwerchfell und Mundboden. Grund: Beide sind ebenso wie der Beckenboden horizontale Gewebestrukturen. Alle drei beeinflussen sich gegenseitig.
- Als Vorbereitung auf 7.Sitzung kann man eventuell bereits in dieser Sitzung Mm. Mylohyoidei, Gaumen, Zungenboden und die Halsvorderseite am Sternum adressieren. Grund: die 4.Sitzung ist der Beginn der Arbeit am viszerocranialen Raum (Oberkiefer, Unterkiefer, Mundboden, Luftröhre und Speiseröhre).
- Arbeit an den Handgelenken wegen ihrer (Meridian-)Beziehung zum Beckenboden.
- Nacken und atlantooccipitaler Übergang
- Pelvic Lift (siehe S. 113)

Vorgebeugt sitzend auf einem Hocker

- Rückenarbeit: Im Zentrum steht der lumbodorsale Übergang [Abb. 2.9]. Eventuell beginnen, Rotationen und Seitneigungen der Wirbelsäule zu adressieren.

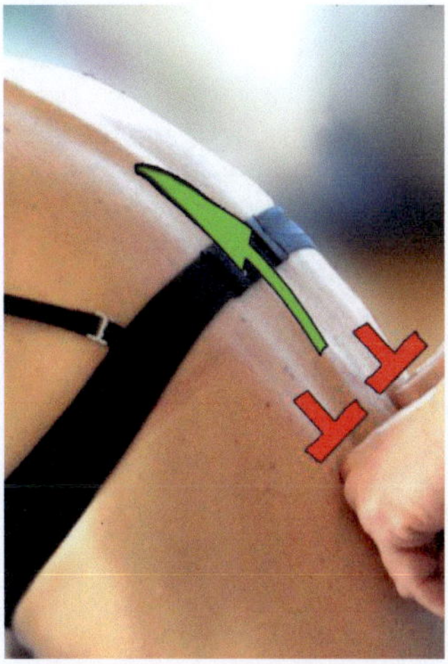

Abb. 2.9 *Während der Klient sich vorbeugt, nach kaudal arbeiten*

Zusätzliche Hinweise zur Behandlung

- Die Sitzungen 4 und 5 hängen inhaltlich eng miteinander zusammen und sollten deshalb zeitlich nicht zu weit auseinanderliegen.
- Nach der 4.Sitzung erleben Klienten manchmal eine „Krise" körperlicher oder seelischer Art. Grund: Die gewohnten Entladungsmuster des Autonomen Nervensystems werden durch die Sitzung beeinflusst und der (seelische) Innenraum wird betreten.

Mögliche seelische Themen der 4.Sitzung

- Die Fähigkeiten der Kontrolle und die des Loslassens spielen im Leben eine wichtige Rolle: in Beziehungen, in der Sexualität, bei der Arbeit usw. Einer der ersten Akte von Selbstkontrolle, die man als Kind gelernt hat, war das Toiletten-Training durch Kontrolle des Beckenbodens. Später wurde die Fähigkeit, sich kontrollieren zu können vielleicht damit gleichgesetzt, sich nie gehen zu lassen, keine Gefühle aus sich herauszulassen, niemals aufzugeben, sich im sexuellen Erleben zu kontrollieren usw. Kontrollverlust und Loslassen sind dann häufig mit Angst verbunden.
- Belastende Themen der Schwangerschaft und der Geburt.

Sitzung 5

Kontext der 10 Sitzungen

- Die fünfte der sieben Sitzungen mit Schwerpunkt Separieren.

1 2 3 4 **5** 6 7 8 9 10

- Die zweite der vier Sitzungen, in denen die tieferen Schichten des Kernbereichs des Körpers bearbeitet werden.

1 2 3 4 **5** 6 7 8 9 10

- Die zweite der drei zentralen Sitzungen für das Becken.
- Arbeit vor allem in der oberen Körperhälfte.

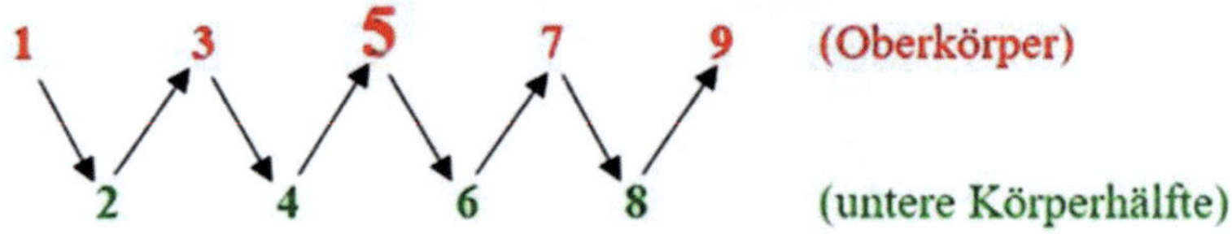

Ziele

- Verlängerung der inneren Vertikalen des Körperkerns. Oder anders ausgedrückt: Verlängerung der Front des Rückens.
- Beckenstellung und -beweglichkeit normalisieren
- Unterstützung für den Brustkorb durch Bauch und Becken
- Befreiung und Spannungsharmonie der verschiedenen myofaszialen und viszeralen Strukturen im Bauchraum.
- Funktional:
  - Gehen (Beine bewegen sich vom lumbodorsalen Übergang aus)
  - Atmung (insbesondere Bauchatmung)
  - Funktionen der inneren Bauchorgane und des Herzens
  - Funktionen des vegetativen Nervensystems (Solarplexus)

Einzelziele

- Balance zwischen den myofaszialen Strukturen der Lendenwirbelsäulengegend und der Bauchwand
- Balance zwischen M. Psoas und M. Rectus abdominis
- Balance zwischen M. Psoas und Lumbalgegend

- Balance zwischen Beckenboden und Zwerchfell
- Balance zwischen dem M. Transversus abdominis und der äußeren Bauchmuskulatur
- Balance zwischen M. Rhomboideus und M. Psoas

Die angewendeten Prinzipien

Vor allem: *Spannungsbalance zwischen den räumlichen Dimensionen* und *Unterstützung*.

Die räumlichen Dimensionen des Rumpfes normalisieren sich.

Schultergürtel und Brustkorb werden unterstützt durch eine optimalere Positionierung von Bauch und Becken.

Der Rumpf und das Becken bekommen eine optimalere Unterstützung durch die Beine und Füße.

Analyse von Struktur, Bewegung und seelischen Aspekten

- Struktur
  - Beckenstellung
  - Thomas-Test (siehe Handbuch 2, S. 104)
  - Längenverhältnis zwischen Bauchwand und Lumbalgegend
  - Vergleich der Spannung von Zwerchfell und Beckenboden
  - Verkürzter M. Iliopsoas (einseitig oder beidseitig)?

    Welcher Iliopsoas ist kürzer? Test: Rückenlage mit ausgestreckten Beinen. Die Arme sind kopfwärts ausgestreckt. An beiden Armen gleichzeitig leicht ziehen. Auf der Seite des „kürzeren" Arms ist der Iliopsoas kürzer.
  - Wenn der M. Rectus abdominis verkürzt ist: ist der kraniale oder der kaudale Teil verkürzt? Wenn er die Rippen nach kaudal zieht, ist er in der kranialen Hälfte verkürzt. Wenn er das Schambein nach kranial zieht, ist er in der kaudalen Hälfte verkürzt.
  - Ist das Zwerchfell vorn eingeschränkt (Rippenbogen) oder hinten (Crura beim lumbodorsalen Übergang)?
  - Gibt es Rippen, die sich beim Atmen nicht bewegen?
  - Ist eine Clavicula nach oben rotiert?
  - Osteopathische Diagnose der inneren Organe.
  - Bauchformen nach *F.X. Mayr*: siehe Handbuch 2, S. 163 f.

- Funktion
  - Ganganalyse:
    - Beckenbeweglichkeit beim Gehen
    - Dominiert der M. Rectus femoris beim Gehen den M. Iliopsoas?
    - Zu kleine Schritte (relativ zur Beinlänge) deuten auf eine Verkürzung des M. Iliopsoas hin.
  - Wie verfügbar ist die Bauchatmung? Wo sind mögliche Restriktionen (Oberbauch, Unterbauch)? Weitet sich der Rippenbogen beim Atmen? Wie elastisch ist der Rippenbogen?
  - Sexualität (entspannter Bauch)
- Psychologie
  Siehe: Psychologische Themen auf S. 135

Schlüsselstrukturen

- Bauchmuskulatur
- M. Iliopsoas
- Zwerchfell
- Lig. Iliolumbale, Lig. Sacrolumbale
- Quadricepsmuskulatur
- Organhüllen und –bänder im Bauchraum

Klassische Behandlungsabfolge

Rücken- oder Seitenlage

- Gegebenenfalls Lumbalbereich
- Gegebenenfalls M. Tensor fasciae latae

Rückenlage

- M. Quadriceps, Ansatz des M. Iliacus am Trochanter minor
- M. Tensor articularis genu (bei überstreckten Knien)
- Bauchmuskulatur (M. Rectus abdominis, schräge Bauchmuskeln)
- Rippenbogen und Zwerchfell
- Interkostalmuskeln des Brustkorbs
- Schambeinrand
- Ligamentum inguinale
- M. Iliacus an der Innenseite der Ilia

- M. Psoas im Bauchraum (verlängern und aktivieren)
- Viszerale Organe

  Wenn der Klient eine kollabierte Struktur hat, gilt es, die eingefrorenen Organe in ihrer Motilität zu beleben, bevor man ihre Mobilität bearbeitet.
- Unterarm und Handgelenk wegen der Beziehung zwischen Ellbogen und Handgelenk sowie zwischen Zwerchfell und den Bauchorganen.
- Ähnlich wie in der 4.Sitzung kann man als Vorbereitung auf 7.Sitzung bereits in dieser Sitzung, Gaumen, Zungenboden, Mm. Mylohyoidei und die tiefen Faszien der Halsvorderseite am Sternum und an der Clavicula adressieren. Grund: auch die 5.Sitzung bereitet eine Aufgabe der 7.Sitzung vor: die Arbeit am vorderen viszerocranialen Raum (Oberkiefer, Unterkiefer, Mundboden, Luftröhre und Speiseröhre).
- Nacken und atlanto-occipitaler Übergang
- Pelvic Lift, Beckenboden-Lift, Zwerchfell-Lift (siehe Handbuch 3, S. 300 ff.)

Aufrecht sitzend auf einem Hocker

- Eventuell M. Psoas im Sitzen.
- Rückenarbeit
  - Der lumbodorsale Übergang steht im Mittelpunkt. Dort gehen die Faszien von M. Psoas und Zwerchfell ineinander über.
  - Balance zur verlängerten Rumpfvorderseite herstellen.
  - Die Mm. Rhomboidei (für die Balance zwischen Rhomboidei und M. Iliopsoas)
  - Eventuell Rotationen und Seitneigungen der Wirbelsäule adressieren.

Zusätzliche Hinweise zur Behandlung

- Den M. Rectus abdominis nicht von medial nach lateral arbeiten (wegen möglicher Hernie der Linea alba).
- Nach der Sitzung können Durchfall oder leichtes Fieber auftreten.
- Der Klient soll 3 Tage lang nicht schwer heben.
- Die Sitzungen 4 und 5 hängen inhaltlich eng miteinander zusammen und sollten deshalb zeitlich nicht zu weit auseinanderliegen.

Mögliche seelische Themen der 5. Sitzung

- Das sogenannte Bauchgehirn besteht aus etwa 100 bis 200 Millionen Nervenzellen. Dieses Nervengeflecht liegt zwischen den Muskelschichten der Darmwand. Die dort entstehenden Empfindungen gelangen über den Vagusnerv in die Hirnregionen, die für Emotionen zuständig sind, das sogenannte limbische System, und beeinflussen unsere Entscheidungen.

  Sprachliche Metaphern für die bauchhirnbezogene physiologische Seite von Gefühlen: Bauchgefühl, Schmetterlinge im Bauch, mulmiges Gefühl im Bauch, flau im Magen, Wut im Bauch, etwas geht einem an die Nieren.
- Im Bauch- und Brustraum werden Gefühle oft durch Verhärtung des myofaszialen Gewebes sowie durch ein „Gefrieren" der inneren Organe festgehalten, unterdrückt oder vermieden. Typische psychosomatische Symptome sind: Magengeschwür, Gallenkoliken, Übelkeit, Verstopfung oder Durchfall, Essstörungen.
- Wenn die Nabelschnur beim Neugeborenen zu früh durchschnitten wird, können Gefühle von Mangel, Abhängigkeit und Deprivation entstehen. Der Nabel bleibt der Speicher für diese Gefühle.
- Anterior gekipptes Becken: eventuell sollen die Genitalien geschützt werden.

Sitzung 6

Kontext der 10 Sitzungen

- Die sechste der sieben Sitzungen mit Schwerpunkt Separieren.

1 2 3 4 5 **6** 7 8 9 10

- Die dritte der vier Sitzungen, in denen die tieferen Schichten des Körperkerns bearbeitet werden.

1 2 3 4 5 **6** 7 8 9 10

- Die dritte der zentralen Sitzungen für das Becken.
- Arbeit vor allem in der unteren Körperhälfte.

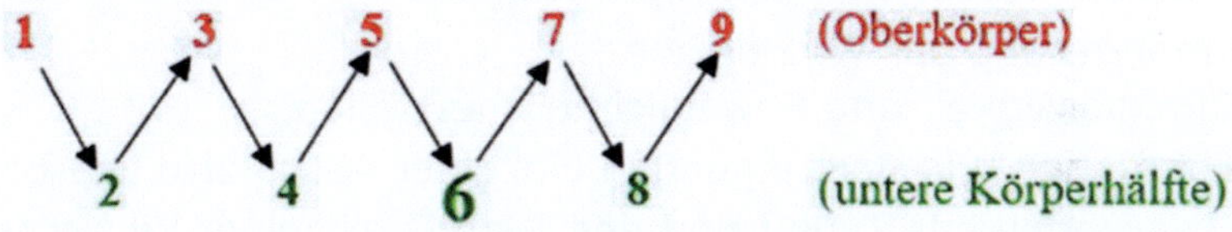

- Die Sitzung dient der Vorbereitung der 7.Sitzung, weil der untere Pol der Achse Kreuzbein-Kopf und seine Verbindung mit dem oberen Pol im Mittelpunkt stehen [Ab. 2.10]

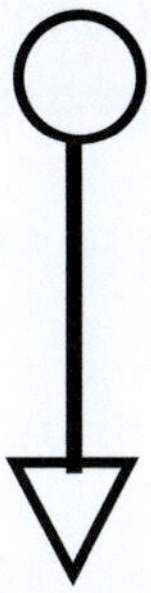

Abb. 2.10

Ziele

- Verlängern der inneren Vertikalen des Körperkerns.
- Verbindung herstellen zwischen Kreuzbein und Kopf.
- Beckenstellung und -beweglichkeit normalisieren.
- Stellung und Beweglichkeit von Kreuzbein und Coccyx normalisieren.

- Fuß- und Beinstellung normalisieren
- Ausrichtung und Beweglichkeit von Hüft-, Knie- und Fußgelenk
- Funktional:
  - Gehen
  - Ausscheidung, Sexualität

Einzelziele

- Spannungsbalance der tiefen Beckenrotatoren
- Gegebenenfalls Probleme des Iliosakralgelenks und des Coccyx bearbeiten.
- Spannungskontinuität und ausreichende Länge von Fußgewölbe, Wadenmuskulatur und ischiocruralen Muskeln.
- Normalisieren der Stellung des Calcaneus.
- Normalisierung der Wirbelsäule
  - Durchlässigkeit und Beweglichkeit herstellen.
  - Rotationen und Seitneigungen einzelner Abschnitte bearbeiten.
  - Fixierungen des Typs I und des Typs II einzelner Wirbel (siehe Handbuch 2, S. 165 ff.) bearbeiten.

Die angewendeten Prinzipien

Vor allem: *Anpassungsfähigkeit* und *Unterstützung*.

Die strukturellen Veränderungen der Kopf- und Nackenregion werden vorbereitet.

Rumpf und Kopf bekommen eine optimalere Unterstützung durch Becken und Beine.

Analyse von Struktur, Bewegung und seelischen Aspekten

- Struktur
  - Beckenstellung
  - Horizontale Gesäßfalten?
  - Stellung von Sacrum und Coccyx
  - Probleme der Beinachsen (besonders: *außen*rotierte Beine)
  - Verkürzungen der Beinrückseite
  - Stellung des Calcaneus
  - Restriktionen in Wirbelsäulenabschnitten und einzelner Wirbel
  - Vorgeneigtes Sitzen auf einem Hocker: Wie bewegt sich das Sacrum beim Vorlauftest (siehe Handbuch 2, S. 122).

- Aufrecht sitzend: Die Klientin rollt das Becken nach vorn und hinten. Bewegt sich das Sacrum frei mit?

- Funktion
  - Ganganalyse (siehe Anhang, S. 225)
  - Beckenbeweglichkeit: Bewegung der Ilia um die drei Raumachsen.
  - Ganglion Impar an der Vorderseite des Coccyx (Plexus sacralis des vegetativen Nervensystems)

- Psychologie
  Siehe: Psychologische Themen auf S. 139

Schlüsselstrukturen

- M. Triceps surae
- Beckenrotatoren (besonders M. Piriformis)
- M. Glutaeus maximus und medius
- Lig. Sacrotuberale, Lig. Sacrospinale, Lig. Iliosacrale, Lig. Sacrolumbale, Lig. Sacrococcygeum
- Mm. Erector spinae und tiefe Rückenmuskulatur
- Nacken und atlanto-occipitales Gelenk

Klassische Behandlungsabfolge

Bauchlage

- Fußsohle, Fersen und Malleoli
- Unterschenkelrückseite verlängern: oberflächlich und tief.
- An der Achillessehne und im oberen Drittel der Wade Mm. Gastrocnemii und M. Soleus voneinander separieren.
- Mm. Gastrocnemii-Köpfe voneinander separieren.
- Fascia poplitea
- Ischiocrurale Muskulatur
- Beckenrotatoren ausbalancieren und voneinander separieren.
- Myofasziale Strukturen und Bänder um Sacrum und Coccyx.
- Die myofaszialen Schichten der Wirbelsäule bearbeiten (inklusive der costovertebralen Gelenke).
- Restriktionen in Wirbelsäulenabschnitten und einzelner Wirbel bearbeiten.
- Nacken und atlanto-occipitales Gelenk

Seitenlage

- Craniosacrale „Tube"-Technik (für Integration und für die Verbindung Sacrum-Occiput). Siehe Handbuch 3, S. 308.

Zusätzliche Hinweise zur Behandlung

Nach der 6.Sitzung sollten Frauen gegebenenfalls den Sitz der Spirale überprüfen lassen

Mögliche seelische Themen der 6. Sitzung

- Die Körperrückseite repräsentiert verdrängte Seelenanteile.
- Zwanghaftigkeit und Scham infolge von rigidem Sauberkeitstraining in der Kindheit („anale Phase" in der Terminologie *S. Freuds*)
- Sexualität
- Verletzlichkeit
- Verdrängte Homosexualität bei Männern.
- Das Ganglion Impar an der Vorderseite des Coccyx ist ein direkter Zugang zum Vegetativum
- Neurokranium, Viszerokranium und Wirbelsäule hängen eng zusammen. Das Neurokranium (der Kopf) ist himmelwärts gerichtet, das Viszerokranium (die Eingeweide) ist erdverbunden. Die Wirbelsäule verbindet diese Elemente mit Kreuzbein, Becken und Beinen.
- Die Gegend zwischen den Scapulae ist ein Sitz für die Kraft des Ich, sich gegen die hilflose Überwältigung durch Gefühle zu behaupten.

Sitzung 7

Kontext der 10 Sitzungen

- Die letzte der sieben Sitzungen mit Schwerpunkt Separieren.

1 2 3 4 5 6 **7** 8 9 10

- Die vierte der Kernbereichs-Sitzungen.

1 2 3 4 5 6 **7** 8 9 10

- Arbeit vor allem in der oberen Körperhälfte.

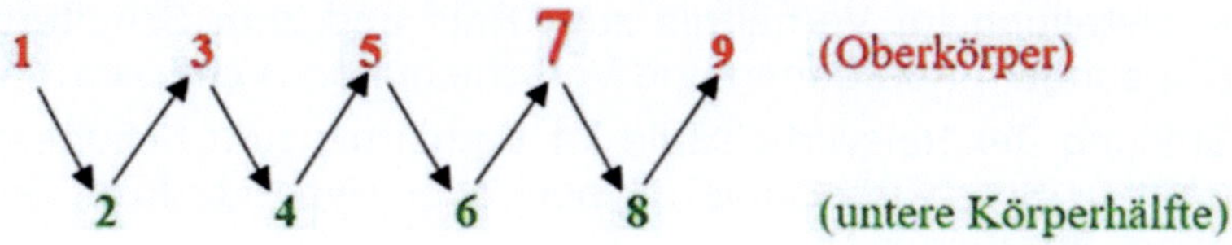

Ziele

- Struktur
  - Verlängerung der inneren Vertikalen des Körperkerns.
  - Position und Beweglichkeit des Kopfes
  - Kiefergelenksfunktionen normalisieren
  - Viscerocraniale und neurocraniale Räume im Kopf- und Halsbereich normalisieren.
- Funktion
  - Wahrnehmungsorgane des Sehens, Hörens und Riechens
  - Atmung
  - Kauen und Sprechen
  - Vegetativum

Einzelziele

- Atlanto-occipitales Gelenk normalisieren.
- Beziehung zwischen Kopf und Unterkiefer harmonisieren.
- Beziehung zwischen Nacken und Hals normalisieren.
- Übergang zwischen Halswirbelsäule und Brustwirbelsäule harmonisieren.

- Galea aponeurotica und Gesichtsmuskulatur entspannen.
- Kaumuskulatur entspannen und ausbalancieren.
- Gaumenbogen und Nasengänge normalisieren.
- Motilität der Schädelknochen craniosacral behandeln.

Die angewendeten Prinzipien

Vor allem: *Spannungsbalance zwischen den räumlichen Dimensionen*.

Analyse von Struktur, Bewegung und seelischen Aspekten

- Struktur
  - Kopfstellung im Verhältnis zum Hals und zum Schultergürtel (Kippungen, Rotationen und Verschiebungen) checken.
  - Stellung der Halswirbelsäule im Verhältnis zum Schultergürtel und zur Brustwirbelsäule (Hyper- oder Hypo-Lordose, Seitneigung, Rotationen?).
  - Dysfunktionen einzelner Halswirbel?
  - Stellung der Mandibula: anterior oder posterior?
  - Gaumenform: gotisch oder romanisch?
  - Weite der Nasengänge
- Funktion
  - Beweglichkeit von Kopf und Halswirbelsäule.
    - Drehen und Seitneigen. Welche Seite geht weiter, freier?
    - Geschieht die Kopfdrehung durch äußere oder tiefliegende Muskeln? Test: Der Klient wird aufgefordert, den Kopf zu drehen. Dreht er ihn um die eigene Achse oder kippt er ihn eher zur Seite?
  - Öffnungsamplitude des Unterkiefers checken sowie Abweichungen des Unterkiefers beim Öffnen und Schließen.
  - Craniosacrale Motilität
  - Ist eine Verbundenheit zwischen oben (Raum) und unten (Boden) sowie zwischen Außen- und Innenwelt gegeben?
  - Gehen: Qualität der Raumorientierung
- Psychologie
  - Vegetative Entspannung
  - Siehe: Psychologische Themen auf S. 143 f.

Schlüsselstrukturen

- Endothorakale Faszie
- Lig. Nuchae
- M. Temporalis und die Galea aponeurotica
- Mundboden sowie die infrahyoidale und suprahyoidale Muskulatur
- Mm. Scaleni (sie sind der Psoas des Nackens)
- Die Halswirbel, besonders Atlas und Axis
- Zunge und Kaumuskulatur
- Gaumen und Nasenhöhlen

Klassische Behandlungsabfolge

Rückenlage

- Atlanto-occipitaler Übergang
- Kleine Nackenmuskeln im Übergang zwischen Occiput und Halswirbelsäule sowie der Ursprung des M. Sternocleidomastoideus
- Lig. Nuchae
- Gerade und schräge Nackenmuskulatur, M. Sternocleidomastoideus, M. Trapezius
- Nackenmuskulatur im oberen Brustwirbelsäulenabschnitt (M. Semispinalis capitis, M. Semispinalis cervicis)
- Position der Scapula (in dieser Sitzung besonders M. Supraspinatus)
- M. Sternocleidomastoideus und endothorakale Faszie in der Drosselgrube und lateral davon.
- Prävertebrale Faszien (Viszeralschlauch und Wirbelsäulenschlauch separieren)
- Mm. Scaleni
- Claviculae befreien
- Mundboden (M. Digastricus, M. Omohyoideus)
- Zunge: Die Zunge ist Teil einer Verbindung zwischen Speiseröhre, Lunge, Bronchien und Zwerchfell.
- Die infrahyoidale und suprahyoidale Muskulatur
- Gegebenenfalls Armarbeit, denn es bestehen Transmissionslinien von der Hand über den Schultergürtel und Rumpf bis in Hals und Nacken.
- Galea aponeurotica

- Mimische Muskulatur (um Augen, Mund und Stirn)
- Äußere und innere Kaumuskulatur (M. Masseter, M. Temporalis, M. Pterygoideus medialis und lateralis)
- Nasengänge öffnen und Gaumen(seiten) normalisieren.
- Dysfunktionen der Halswirbelsäule behandeln und das atlanto-occipitales Gelenk
- Craniosacrale Arbeit
- Pelvic Lift

Aufrecht sitzend auf einem Hocker

Rückenarbeit: Integrierende Arbeit an der Verbindung Kopf-Nacken-Rumpf.

Mögliche seelische Themen der 7. Sitzung

- Kopfstellung
  - Kopf vorn erhoben: Hans guck in die Luft, hochnäsig, aggressiv
  - Kopf gesenkt: schüchtern, ängstlich, depressiv (den Kopf hängen lassen)
  - Kopf seitlich gekippt: unterwürfig, verführerisch, Konfrontation ausweichend, Trauma
- Nacken
  - überstreckt: Starrsinn, Arroganz
  - verkürzt: Angst sitzt im Nacken, Nackenschläge
  - unbeweglich: Angst, unflexibel
- Hals
  - eng, Sprache gepresst und leise: Angst, Schüchternheit
- Augen (Spiegel der Seele)
  - schmal (mit krauser Stirn): misstrauisch, blockierte Energien
  - weit, hervorquellend, starrend: grenzüberschreitend, kontrollierend
- Mundwinkel
  - herabgezogen: griesgrämig, verbittert
  - übertrieben oder ständig hochgezogen, ständig lächelnd: Sympathie erheischend, unecht
  - zurückgezogen: traurig, beleidigt, willensschwach

- Unterkiefer
  - vorgeschoben: willensstark, trotzig, dominant
- Kiefer, Zähne
  - Zahnreihen beim Sprechen nicht öffnend: aggressionsgehemmt, verschlossen
  - Kieferverspannungen, Zähneknirschen: Zähne zusammenbeißen, sich durchbeißen, Aggressionen (bissig)

Sitzungen 8 und 9

Kontext der 10 Sitzungen

1 2 3 4 5 6 7 **8** **9** 10

- Die ersten beiden der drei Sitzungen mit dem Schwerpunkt: Integration der bisher erreichten Veränderungen. Das heißt im Einzelnen:
  - Ausgleich der Spannungszustände zwischen inneren und äußeren Gewebeschichten.
  - Ausgleich der Spannungszustände zwischen locked short und lockes long myofaszialen Strukturen.
  - Ausgleich der Spannungszustände zwischen Agonisten und Antagonisten.
  - Anpassung des Gesamtorganismus an lokale Veränderungen.
  - Transfer einer verbesserten Struktur in optimale Bewegungsmuster.
  - Transfer in den Alltag.
  - Integration seelischer Aspekte der Veränderung.
- Die 8.Sitzung ist eher *struktur*orientiert; die 9.Sitzung eher *funktions*orientiert, bezieht also noch mehr den Bewegungsaspekt mit ein. Das gilt für die Zielsetzung ebenso wie für die Analyse und den Arbeitsstil des Behandlers.
- Vor der 8. Sitzung stellt sich die Frage, ob man in der Sitzung vor allem in der unteren oder der oberen Körperhälfte arbeitet. Wenn man der Logik der bisherigen Sitzungen folgen würde, müsste der Schwerpunkt der 8. Sitzung die untere Körperhälfte sein, der Schwerpunkt der 9. Sitzung die obere Körperhälfte:

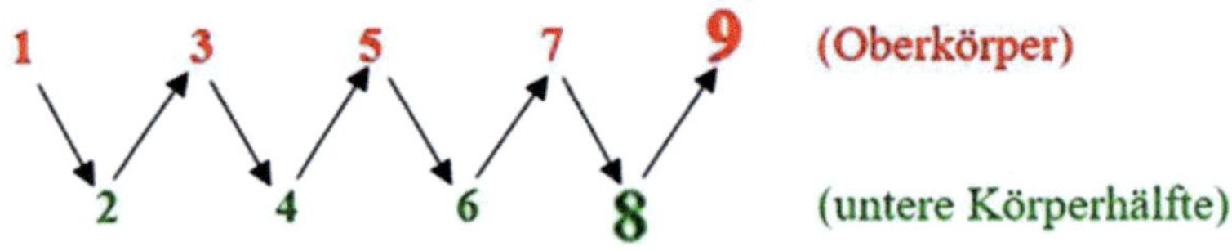

Und in der Tat: in drei von vier Fällen wird in der 8.Sitzung mehr mit dem Beckengürtel und den Beinen gearbeitet. Es gibt hier aber keinen Automatismus, sondern man muss es individuell entscheiden. Die Antworten auf folgende Fragen erlauben es, zu entscheiden, welchen Gürtel man in der 8.Sitzung wählt:

- Welcher der Gürtel hat die meisten Probleme? Schulter- oder Beckengürtel?
- Die Arbeit an welchem Gürtel nützt dem problematischeren Gürtel am meisten? Das kann der problematische selber sein, es kann aber auch der andere sein.
- Die Arbeit an welchem der beiden Gürtel lässt den größten Effekt für den *ganzen* Organismus erwarten?
- Kann der Gürtel, den ich erst in der 9.Sitzung behandeln will, die Veränderungen am Gürtel der 8.Sitzung integrieren?

Ziele

- Struktur
- Die strukturelle Beziehung zwischen den Gürteln und gleichzeitig ihre Unabhängigkeit voneinander optimieren.
- Die strukturelle Beziehung zwischen den Gürteln auf der einen Seite und dem axialen Komplex auf der anderen Seite fördern. Gleichzeitig sollten alle drei strukturellen Komponenten genügend voneinander differenziert sein. (Zu den strukturellen Komponenten siehe S. 105 ff.)
- Kern und Hülle in ihren Gewebespannungen und räumlichen Verhältnissen aufeinander abstimmen.

- Funktion
  - Schulter- und Beckengürtel sollen sich differenziert voneinander, aber auch harmonisch miteinander verbunden, bewegen können.
  - Schulter- und Beckengürtel sollen sich differenziert vom Kern-Bereich des Organismus, aber auch harmonisch mit ihm verbunden, bewegen können.
  - Bewegung: Etablierung einer diagonalen Verbindung von Armen und Beinen durch den lumbodorsalen Übergang.

Die angewendeten Prinzipien

Vor allem: *Spannungsbalance zwischen den räumlichen Dimensionen und Anpassungsfähigkeit*.

Analyse von Struktur, Bewegung und seelischen Aspekten in beiden Sitzungen

- Struktur
  - Wie kongruent sind die strukturellen Muster der Person?
  - Wie kongruent sind insbesondere die strukturellen Muster zwischen Schulter- und Beckengürtel?
  - Gibt es verbliebene Restriktionen zwischen Schultergürtel und Axialkomplex sowie zwischen Beckengürtel und Axialkomplex? [Abb. 2.11]
  - Gibt es tiefsitzende Muster (Dysfunktionen, Rotationen usw.), die erst im Verlauf der Sitzungen 4-7 manifest geworden sind?

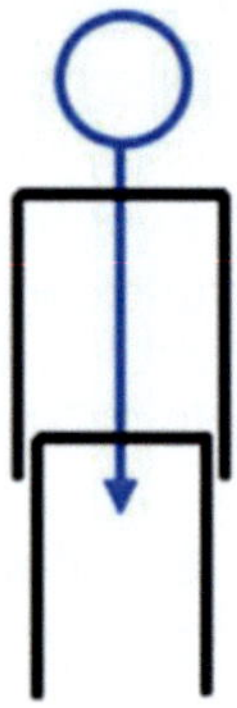

Abb. 2.11

- Funktion
  - Welche bewegungsbezogenen Restriktionen gibt es innerhalb eines Gürtels und zwischen den Gürteln?
  - Welche bewegungsbezogenen Restriktionen gibt es im Kernbereich und im Hüllenbereich?
  - Wie einheitlich ist bei der Bewegung das Zusammenspiel von Axial-Komplex und Gürteln?
  - Geht Bewegung durch den lumbodorsalen Übergang hindurch?
- Psychologie
  - Wo steht die Klientin aktuell in Bezug auf Themen, die im bisherigen Verlauf relevant waren?
  - Können das Sein - repräsentiert durch die Vertikale des Axial-Komplexes beziehungsweise durch den Kern - und das Tun - repräsentiert durch die Gürtel beziehungsweise durch die Hülle - sich harmonisch verbinden?

Analyse von Struktur und Bewegung in der Sitzung, die den Beckengürtel behandelt

- Struktur
  - Becken und Kreuzbein: siehe die diesbezüglichen Analysen der Sitzungen 4-6.
  - Beine und Füße: siehe die diesbezüglichen Analysen der Sitzungen 2, 4, 5 und 6.
  - Die Durchlässigkeit der unteren Segmente zum lumbodorsalen Übergang testen: Bauchlage. Jeweils ein Bein *leicht* ziehen, schieben und drücken. Bestehen irgendwo Restriktionen?
- Funktion
  - Ganganalyse (siehe Anhang, S. 225)

Analyse von Struktur und Bewegung in der Sitzung, die den Schultergürtel behandelt

- Struktur
  - Gibt es verbliebene Restriktionen im Brustkorb?
  - Gibt es Restriktionen des Schultergürtels und der Arme/Hände?
    - Stellung der Schulterblätter.
    - Wie ist die Scharnierbewegung zwischen Humerus und Unterarm?
    - Gibt es eine Überstreckung oder eine Hyperflexion im Ellbogen?
    - Ist der Unterarm nach innen rotiert (fixiert in Pronation) oder nach außen rotiert (fixiert in Supination)?
    - Gibt es eine Überstreckung oder eine Hyperflexion der Hand und/oder der Finger?
    - Sind Ulnar- und Radialabduktion frei?
    - Sind Adduktion und Abduktion der Finger frei?
    - Sind die Handwurzelknochen flexibel?
- Funktion
  - Bewegen sich die Arme kontralateral beim Gehen?
  - Wie verhalten sich das obere motorische Zentrum (siehe Handbuch 1, S. 52 ff.) sowie die Gelenke von Schulter, Ellbogen und Hand beim Drücken/Schieben und bei Streckbewegungen?
  - Ist das Verhalten der Scapulae bei verschiedenen Armbewegungen diesen Bewegungen adäquat?

- Psychologie
  - Gestik (siehe dazu Handbuch 1, S. 84 f.)
  - Beziehung: Kontaktfähigkeit, sich Unterstützung holen können.
  - Abgrenzung: zu viel oder zu wenig?
  - Handlungshemmungen versus Aktivität in der Welt.

Mögliche Behandlungsabfolge

Es gibt keine vorgegebenen Abläufe wie bei den Sitzungen 1-7. *Ein* mögliches Vorgehen könnte so aussehen:

Seitenlage

- Arbeit an der Crista iliaca, der 12.Rippe, dem M. Quadratus lumborum und gegebenenfalls der Lendenwirbelsäule.
- In der Schultergürtel-Sitzung von der Mitte her nach kranial vorgehen. In der Beckengürtel-Sitzung von der Mitte her nach kaudal vorgehen. Erst die kürzere Seite behandeln, dann die längere.

Bauchlage

In der Beckengürtel-Sitzung vom Sacrum/Becken her nach kaudal bis zu den Füßen vorgehen. In der Schultergürtel-Sitzung nach kranial vorgehen.

Rückenlage

- In der Schultergürtel-Sitzung von der Crista iliaca nach kranial vorgehen. In der Beckengürtel-Sitzung von der Crista iliaca nach kaudal vorgehen.
- In der Schultergürtel-Sitzung detaillierte Arbeit an den Armen und Händen:
  - M. Deltoideus, M. Triceps brachii, M. Biceps brachii
  - Flexoren und Extensoren des Unterarms
  - M. Pronator teres und M. Pronator quadratus
  - Gegebenenfalls M. Supinator
  - Membrana interossea zwischen Ulna und Radius
  - Carpaltunnel und Fascia palmaris
  - Knochen der Hand

Sitzend

Rückenarbeit: Dabei sollte der Klient eine Beziehung zu den Extremitäten herstellen.

Zusätzliche Hinweise zur Behandlung

- Falls sich während der ersten sieben Sitzungen herausstellt, dass eine zusätzliche Sitzung erforderlich ist, sollte man diese *vor* die Sitzungen 8, 9 und 10 legen.
- Mit weiträumigen Gewebeschichten arbeiten.
- Die jeweils angestrebte Wirkung sollte möglichst über mehrere Gelenke hinweg reichen. Deshalb während der Behandlung Verbindungen herstellen zwischen verschiedenen Körperregionen. Dies kann erreicht werden durch:
    - eine entsprechende Positionierung des Klienten
    - entsprechende Techniken, mit denen man weniger lokal an Restriktionen arbeitet als vielmehr *durch sie hindurch.*
    - eine aktive Bewegungsbeteiligung des Klienten.
    - das Spüren von Verbindungen durch die Eigenwahrnehmung des Klienten.
- Während man in den Sitzungen 1-7 vornehmlich die primären Verkürzungen des myofaszialen Gewebes (locked short) bearbeitet hat, sollten jetzt auch noch bestehende kompensierende Strukturen (locked long) bearbeitet werden. Dies aber nur insoweit, als die primären Verkürzungen ausreichend beseitigt werden konnten.
- Nicht in den Kernbereich hineinarbeiten, sondern aus ihm heraus in die Extremitäten hinein.
- Manchmal geht die bisher erreichte vertikale Ausdehnung im Verlauf der Sitzungen 8, 9 und 10 etwas zurück. Dies ist der Anpassungsfähigkeit der Gesamtstruktur geschuldet.

Sitzung 10

In der 10.Sitzung fügen wir den Körper zusammen. Das heißt, unvollkommene Segmente so in Beziehung zueinander zu bringen, dass sie eine funktionale Einheit bewirken. Was es nicht meint, ist, problematische Füße oder anderes zu korrigieren.

Ida Rolf

Der ganze Trick der 10.Sitzung ist, zu wissen, welche Dinge ungetan bleiben sollten und gleichzeitig die Dinge zu tun, die getan werden müssen.

Ida Rolf

Ganzheit ist nicht so sehr Perfektion als vielmehr Vollendung, Abschluss.

Carl Gustav Jung

Kontext der 10 Sitzungen

- Die letzte der drei Sitzungen mit Schwerpunkt Integration der bisher erreichten Veränderungen.

  1 2 3 4 5 6 7 8 9 **10**

  Das heißt im Einzelnen:
  - Ausgleich der Spannungszustände zwischen inneren und äußeren Gewebeschichten.
  - Ausgleich der Spannungszustände zwischen locked short und lockes long myofaszialen Strukturen.
  - Ausgleich der Spannungszustände zwischen Agonisten und Antagonisten.
  - Anpassung des Gesamtorganismus an lokale Veränderungen.
  - Transfer einer verbesserten Struktur in optimale Bewegungsmuster.
  - Transfer in den Alltag.
  - Integration seelischer Aspekte der Veränderung.
- Die 10. Sitzung ist die letzte Gelegenheit, lose Fäden aufzugreifen und Unerledigtes abzuschließen. Dies gilt für alle Ebenen, also die strukturelle, die bewegungsbezogen sowie für die Beziehung zwischen Behandler und Klient.
- Aber man sollte keine neuen Projekte beginnen, sondern den erreichten Stand von Verbesserungen akzeptieren und konsolidieren.

Ziele

- Struktur
  - Den für die Klientin zurzeit höchstmöglichen Grad struktureller Integration herstellen.
  - Kern und Hülle in ihren Gewebespannungen und räumlichen Verhältnissen aufeinander abstimmen.
  - Funktionale Horizontalgelenke kreieren. Horizontal ist nicht anatomisch, sondern funktional gemeint. Ziel ist aber nicht das perfekte Gelenk, sondern das möglichst perfekte Gelenk *im Strukturzusammenhang*.
- Funktion
  - Bewegungsqualität
  - Den Klienten befähigen, die erreichten Möglichkeiten nutzen zu können, sich selbständig weiterentwickeln zu können und sich in kritischen Situationen selbst helfen zu können (durch Achtsamkeit, bestimmte Übungen usw.).
  - Abschied: Das (vorläufige) Ende der Beziehung.

Die angewendeten Prinzipien

Vor allem: *Spannungsbalance zwischen den räumlichen Dimensionen, Anpassungsfähigkeit* und *Interventionsende.*

Analyse von Struktur, Bewegung und seelischen Aspekten

- Struktur
  - Wie kongruent sind die strukturellen Muster der Person?
  - Was sind verbliebene Restriktionen, die den erreichten Grad an Integrität behindern.
  - Welchen Gelenken fehlt es noch an struktureller Horizontalität? Dies gilt besonders für die Fußgelenke sowie die lumbodorsale und atlantooccipitale Verbindung. Dies lässt sich teilweise durch das Tracking prüfen (siehe Handbuch 1, S. 158 ff.).
  - Wo gibt es noch eine mangelnde Durchlässigkeit?
Test: Der Behandler steht hinter dem Klienten. Im Sitzen und Stehen den Kopf des Klienten rechts und links halten und die Wirbelsäule *leicht* in einer coronalen (lateralen) Wellenbewegung schwingen.
- Funktion
  - Ganganalyse (siehe Anhang, S. 225)

Schlüsselstrukturen

- Gelenke (besonders Fußgelenke, lumbodorsale Verbindung, atlantooccipitale Verbindung)
- Die horizontalen Faszienstrukturen von Fußsohle, Beckenboden, Zwerchfell, endothorakaler Übergang und Mundboden.

Mögliche Behandlungsabfolge

Es gibt keine vorgegebenen Abläufe wie bei den Sitzungen 1-7. *Ein* möglicher Ablauf könnte so aussehen:

Rückenlage

- Horizontalität der Gelenke von den Füßen bis zu den Leisten
  - unteres Sprunggelenk (zwischen Talus und Naviculare, zwischen Talus und Calcaneus)
  - oberes Sprunggelenk (zwischen Talus und Tibia)
  - Knie (zwischen Femur und Tibia)
  - Hüftgelenk (zwischen Femur und Ilium)

Bauchlage

- von den Füßen bis T 1
  - Iliosacrale Verbindung
  - Lumbosacraler Übergang
  - Lumbodorsaler Übergang (inklusive Zwerchfell)

Rückenlage

- von den Leisten bis zum Scheitel
  - Hand (zwischen Ulna/Radius und Handwurzel)
  - Ellbogen (zwischen Humerus und Ulna/Radius)
  - Schultergelenk (zwischen Humerus und Scapula/Clavicula)
  - Claviculae (inklusive endothorakaler Übergang)
  - Mundboden und Gaumen
  - Nacken und atlantooccipitaler Übergang

Sitzend

Integrative Rückenarbeit

Stehend

- Horizontalisieren auf verschiedenen Ebenen (siehe Handbuch 3, S. 303 ff.)

- Abschließende Tests:
  - Den Kopf des Klienten an Occiput und Stirn halten und die Wirbelsäule *leicht* kreis- und wellenförmig schwingen.
  - Stehend. Von oben her einen leichten vertikalen Druck abwärts auf die Schultern geben. Bleibt die Vertikale stabil?

Zusätzliche Hinweise zur Behandlung

- Vor der Sitzung ein Abschlussgespräch führen (siehe S. 159 ff.). Es dient einer gemeinsamen Bestandsaufnahme und einem Ausblick in die Zukunft.
- Manchmal geht die bisher erreichte vertikale Ausdehnung im Verlauf der Sitzungen 8, 9 und 10 etwas zurück. Dies ist der Anpassungsfähigkeit der Gesamtstruktur geschuldet.
- Überwiegend zweihändig arbeiten.
- Einbeziehung von Bewegung, aktive Klientenbeteiligung.
- Faszien großräumig organisieren.
- Die mittlere Gewebeschicht zwischen oberflächlich und tief adressieren.
- Während der Behandlung Verbindungen herstellen zwischen verschiedenen Körperregionen. Damit verbunden ist, dass die jeweils angestrebte Wirkung möglichst über mehrere Gelenke hinweg reichen sollte. Dies kann bewerkstelligt werden:
  - durch eine entsprechende Positionierung des Klienten,
  - durch entsprechende Techniken, indem man weniger an Restriktionen selbst arbeitet als vielmehr *durch sie hindurch,*
  - durch eine aktive Bewegungsbeteiligung des Klienten,
  - indem man den Klienten Verbindungen spüren lässt.
- Nicht mehr in den Kern *hinein*arbeiten, sondern aus ihm *heraus* in die Extremitäten hinein.
- Nackenarbeit nicht mehr mit gebeugtem Nacken.

Mögliche seelische Themen der 10. Sitzung

Gelenke sind ein Ausdruck von Reife, wenn sie weder instabil sind (wie bei Kindern) noch rigide.

6. Das Rezept von Tom Myers (Kinesis Myofascial Integration)

Die Grundserie besteht bei ihm aus 12 Sitzungen. Jede orientiert sich an bestimmten myofaszialen Bahnen (siehe Handbuch 2, S. 24 ff.).

Obwohl ich es nicht für zielführend halte, wenn die Gestaltung der Grundserie sich an den myofaszialen Bahnen orientiert, sind die zwei zusätzlichen Sitzungen in diesem Konzept bedenkenswert und können problemlos in das zuvor präsentierte Rezept eingebaut werden.

- Nach der 3.Sitzung wird als Abschluss dieses Prozessabschnitts eine Sitzung eingefügt, die sich an der rechten und linken myofaszialen Spiralbahn orientiert [Abb. 2.12 und 2.13].

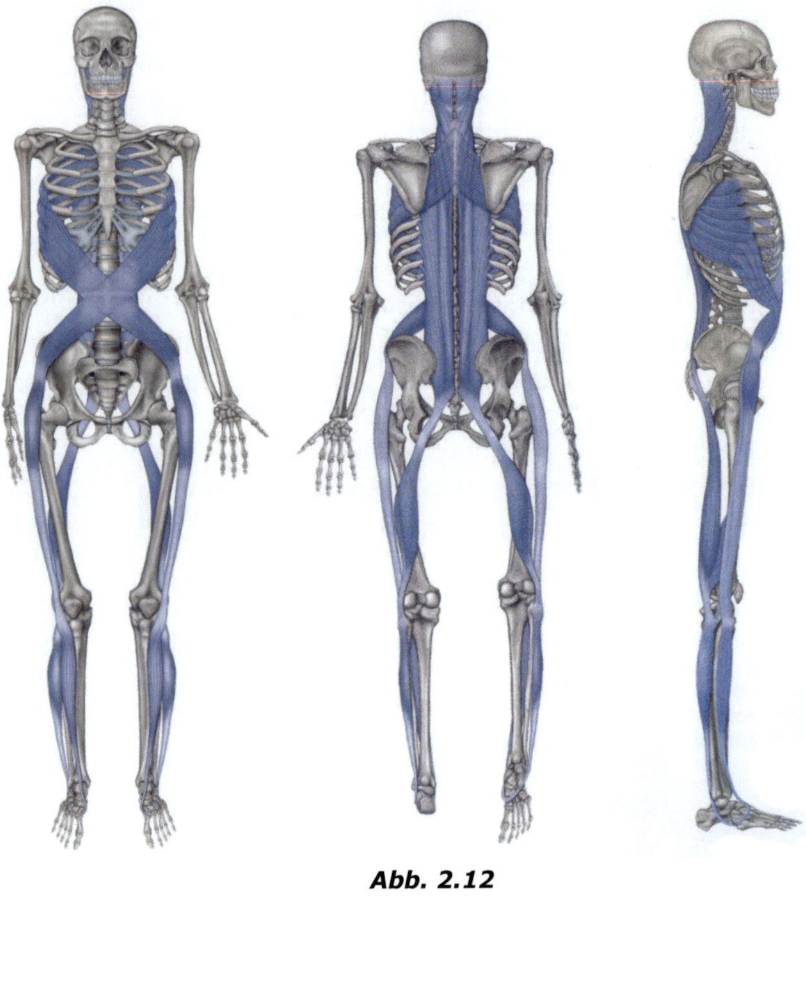

Abb. 2.12

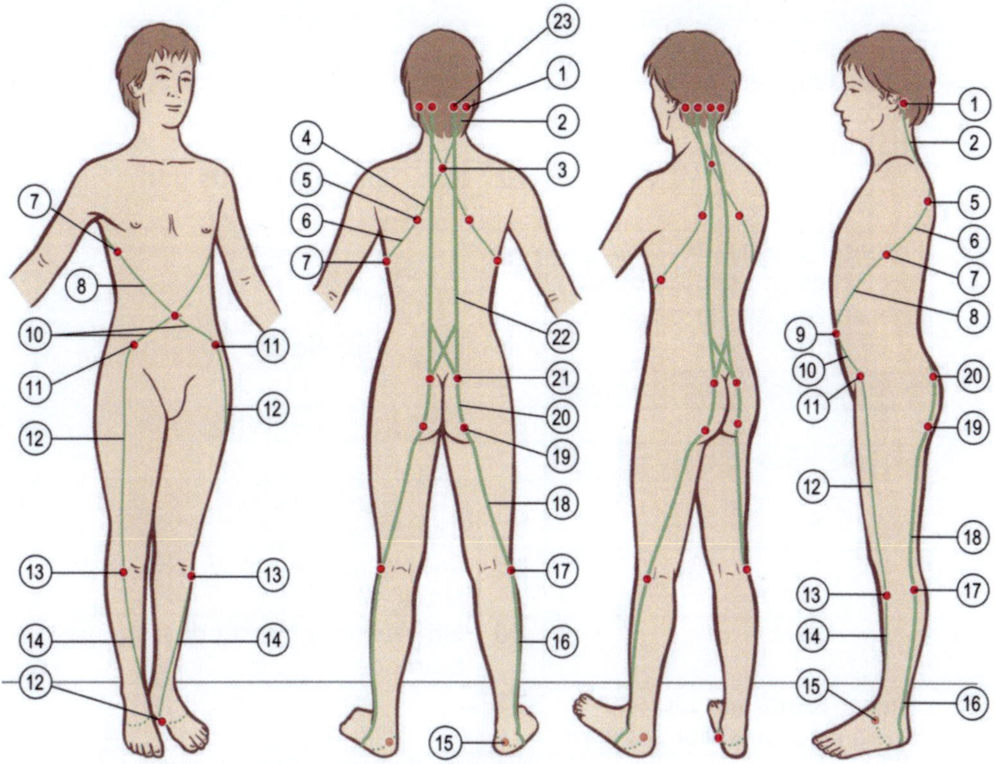

Abb. 2.13

Knochenstationen		Myofasziale Bahn
First des Occiput, Processus mastoideus, Processi transversi von Atlas und Axis	**1**	
	2	Mm. Splenius capitis und cervicis
Processi spinosi der unteren Halswirbelsäule und der oberen Brustwirbelsäule	**3**	
	4	Mm. Rhomboidei
medialer Rand der Scapula	**5**	
	6	M. Serratus anterior
laterale Rippenseite	**7**	
	8	Mm. Obliqui externi des Bauches
	9	abdominale Aponeurose, Linea alba
	10	Mm. Obliqui interni des Bauches
oberer Rand des Iliums, Spina iliaca anterior superior	**11**	
	12	M. Tensor fasciae latae, Tractus iliotibialis
laterale Kondyle der Tibia	**13**	
	14	M. Tibialis anterior
proximaler Anfang des 1.Metatarsalknochens	**15**	
	16	M. Peroneus longus
Fibulakopf	**17**	
	18	M. Biceps femoris
Sitzknochen	**19**	
	20	Ligamentum sacrotuberale
Sacrum	**21**	
	22	Sacrolumbale Faszie, M. Erector spinae
First des Occiput	**23**	

Schattierte Felder: Verlaufsabschnitte auf der *kontralateralen* Seite

Die Sitzung soll dem Umstand Rechnung tragen, dass tiefere Rotationen im Kern des Organismus häufig durch Gegenrotationen in der Hülle kompensiert werden. Diese Gegenrotationen zu bearbeiten erleichtert in den Kern-Sitzungen die Bearbeitung der tieferliegenden Rotationen.

- Die zweite zusätzliche Sitzung widmet sich ausführlich den Armen und Händen.

  Um die Schultergürtel-Sitzung (Sitzung 8 oder 9) inhaltllich zu entlasten, kann es durchaus sinnvoll sein, dieser Sitzung eine eigens den Armen und Händen gewidmete Sitzung vorzuschalten.

7. Das Nachgespräch

7.1 Zweck und Gesprächsführung

Der Zweck des Nachgesprächs

- Es geht darum, ein – vorläufiges – Resümee des Verlaufs der gemeinsamen Arbeit zu ziehen und gegebenenfalls Zukunftsperspektiven zu besprechen.
- Das Gespräch bietet die Möglichkeit, eventuell noch offene Themen der Beziehung zwischen Praktiker und Klient zu einem Abschluss zu bringen.

Gesprächsführung

- Ebenso wie das Vorgespräch kann auch das Nachgespräch den Charakter eines „Spontanberichts" haben oder als „Lenkbericht", also in Form von Frage und Antwort, geführt werden. In der Praxis wird es meist eine Mischung von beidem sein.
- Auf Analogien achten und das Unausgesprochene erfühlen.
- Körperhaltung und Körpersprache (siehe Handbuch 1, S. 126 ff.) sowie Atmung und vegetative Reaktionen beachten – beim Klienten und bei sich selbst.
- Innere Haltung und Wortwahl: nicht bewertend, anerkennend, einfühlsam.

7.2 Inhalte

- Was ist aus den Motiven, Erwartungen und Problemen sowie den Zielen geworden, die beim Vorgespräch eine Rolle spielten?

  Dieser Punkt ist auch deshalb nicht unwichtig, weil Klienten nicht selten die Beschwerden und Probleme, die sie anfänglich beim Vorgespräch vorgebracht hatten, gar nicht mehr im Gedächtnis haben (z.B.: „Migräne? Daran erinnere ich mich gar nicht.").
- Darauf aufmerksam machen, dass es sich um eine *Zwischen*bilanz handelt. Denn die letzte Sitzung steht ja noch bevor, und die Sitzungen können noch einige Monate nachwirken.
- Eventuell sind Veränderungen eingetreten, die vorher gar nicht erwartet wurden.

- Hat sich das Verhältnis zum Körper gewandelt und wenn ja, wie?
- Hat sich im Verlauf der Sitzungen seelisch Neues entwickelt, oder wurde auf der seelischen Ebene etwas klarer wahrgenommen als vorher?
- Möchte die Klientin ein Feedback zur Methode oder zur Behandlerin geben?
- Dem Klienten ein Feedback geben, wie der Behandler den Prozess und seine Ergebnisse einschätzt.
- Gibt es etwas, was der Klient noch mitteilen will, was im bisherigen Gesprächsverlauf nicht angesprochen worden ist? Gibt es unerledigte Dinge?
- Die Möglichkeiten späterer Nachsitzungen ansprechen.
- Besprechen, was die Klientin selbst tun kann. Eventuell Anregungen und Übungen, die der Behandler im Verlauf der Sitzungen gegeben hat, in Erinnerung rufen.

Zusätzliche Fragen für ein Nachgespräch, das erst mit einem gewissen zeitlichen Abstand zur Grundserie geführt wird, z.B. vor Nachsitzungen:

- Haben sich die Veränderungen, die während der Grundserie aufgetreten sind, stabilisiert bzw. weiterentwickelt, oder sind Rückschläge zu verzeichnen?
- Gab es in der Zeit nach den Grundsitzungen relevante Entwicklungen oder Ereignisse?
- Wurden in der Zwischenzeit andere Therapien oder Formen von Körperarbeit in Anspruch genommen? Welche Erfahrungen hat der Klient dort gemacht?
- Was braucht die Person jetzt?

Fotos und Videos

Gegebenenfalls nimmt man gemeinsam vorher und nachher gemachte Fotos in Augenschein. Siehe S. 104 f.

Infoblatt

Ein Merkblatt kann die Klientin daran erinnern, was sie selbst für die Nachhaltigkeit der gemeinsamen Arbeit tun kann. Außerdem informiert es über die Möglichkeiten für spätere zusätzliche Sitzungen. (Siehe Infoblatt im Anhang, S. 228)

VI. Sitzungen nach der Grundserie

1. Generelle Überlegungen und Hinweise

In fortgeschrittener Sicht sind die Hinweise darauf, was notwendig ist, um einen Körper zu einer feineren Organisation zu bewegen, eher in diesem individuellen Körper zu finden als in einem Recipe, das nur als Karte des Geländes dient.

Ida Rolf (12)

Wann weitere Sitzungen, wozu und wie viele

Wenn jemand absehbar mehr als die 10 Grundsitzungen braucht, ist es besser, diese Extrasitzung(en) *vor* der 10.Sitzung einzufügen, als sie nach der 10.Sitzung anzuhängen.

Die Wirkungen des Prozesses der zehn Grundsitzungen setzen sich noch für einige Monate fort. Deshalb ist es sinnvoll, einige Monate mit weiteren Sitzungen zu warten.

Vor Nachsitzungen ein aktualisiertes Einführungsgespräch/Anamnesegespräch führen.

Ziele von Nachsitzungen können sein:

- das Erreichte zu bewahren (Auffrischungssitzungen)
- neu aufgetretene Probleme zu bearbeiten
- die Entwicklung der Struktur auf eine höhere Ebene von Ordnung zu bringen. Solche Sitzungen werden deshalb häufig als fortgeschrittene Sitzungen bezeichnet.

Von wenigen Ausnahmen - etwa einem Unfall mit massiven Folgen - abgesehen ist es nicht sinnvoll, die Zehnerserie zu wiederholen. Denn:

- Die Erfahrungen aus der Grundserie sind erfahrungsgemäß selbst nach Jahren noch im Organismus präsent.
- Eine Wiederholung kann u.U. eher kontraproduktiv sein. Begründung: Wie an anderer Stelle (siehe S. 70 f.) ausgeführt, nähern sich während der Grundserie Struktur und Bewegung des Klienten idealerweise zunächst einer für alle Menschen gültigen Form an. Gegen Ende der Serie werden Struktur und Bewegung – auf einem

---

12) Zitat: Peter Melchior, 1976

höheren Niveau von Ordnung – wieder individueller. Jede weitere Arbeit muss dementsprechend diesen Prozess auf einem *höheren* Niveau wiederholen. Ansonsten kann ein Mehr vom Gleichen desintegrierend wirken.

Der besondere Charakter weiterer Sitzungen

Idealerweise unterscheiden sich daher - abgesehen von Ähnlichkeiten zu den Sitzungen 8-10 der Grundsitzungen - Nachsitzungen in mehrfacher Hinsicht von den Grundsitzungen:

- Die Arbeit bezieht sich auf *tiefere* Faszien-Schichten (z.B. intrasegmental) und auf weitreichende Faszien-*Ketten.*
- Weniger *in* Restriktionen arbeiten als vielmehr durch sie *hindurch*.
- Man beschäftigt sich mit solchen Territorien, die in den Grundsitzungen noch nicht oder kaum adressiert worden sind. Anders ausgedrückt: Welche der Basissitzungen scheint zu fehlen?
- Mehr noch als in den Grundsitzungen wird auf aktive Bewegungsbeteiligung der Klientin und ihre Wahrnehmungsschulung geachtet.

Die Rolle der strukturellen Komponenten

Sowohl bei der Analyse als auch bei der Planung und Durchführung der Sitzung(en) kann es nützlich sein, sich an den verschiedenen strukturellen Komponenten des Körpers (siehe S. 82 ff.) zu orientieren. Folgende Fragen sind zielführend:

- In welchem Verhältnis stehen diese Komponenten zueinander? Und zwar im Hinblick auf:
  - Beweglichkeit und Durchlässigkeit
  - Stabilität
  - den jeweiligen Grad an struktureller Ordnung
  - die gegenseitige Unterstützung
    (des Schultergürtels durch den Beckengürtel, der Vertikalachse durch die Gürtel usw.)
  - Volumen / Ausdehnung
    (z.B. des Kerns im Verhältnis zur Hülle)
  - die Unabhängigkeit der Komponenten voneinander in der Bewegung
  - die Verbundenheit der Komponenten miteinander in der Bewegung

- Gibt es Probleme innerhalb einer strukturellen Komponente?
  (z.B. beim Becken- und Schultergürtel: Verhältnis zwischen Femur und Tibia, zwischen Ulna und Radius)
- Bestehen intrasegmentale Probleme?
  (Verhältnis der Ilia zueinander, Dysfunktionen einzelner Wirbel etc.)

Das Prozedere

Es orientiert sich an den Schritten, wie sie auf S. 82 ff. beschrieben wurden.

An dieser Stelle sei nochmals auf die Prinzipien struktureller Integration (S. 75 ff.) und die sich daraus ergebenden Grundregeln 2.Ordnung (S. 79 f.) hingewiesen.

Ein Beispiel: Am Beginn der ersten Nach-Sitzung kann es sinnvoll sein, im Sinne des Prinzips der Anpassungsfähigkeit zunächst eine periphere Dekompensation vorzunehmen, indem man an den Unterarmen und den Unterschenkeln auf den tieferen Ebenen der Membranen und des Periosts arbeitet sowie den atlanto-occipitalen Übergang öffnet.

2. Mögliche Formate

2.1 Serie von drei Sitzungen

Wie bereits erwähnt, ist die Anzahl der Sitzungen variabel. Häufig wird ein Format von drei oder fünf Sitzungen gewählt. Als Bezugsrahmen kann man – wie erwähnt - eine entsprechende Anzahl struktureller Komponenten (siehe S. 84 ff.) wählen.

Wenn man mit *drei* strukturellen Komponenten arbeitet, ist es sinnvoll, die beiden Gürtel und den Axialkomplex zu wählen. In dem Fall gibt es sechs verschiedene Varianten des Aufbaus dieser Miniserie. Diese sechs Varianten sind:

- **Beckengürtel – Schultergürtel – Axialkomplex**

  Sitzung 1:

  Becken und Beine/Füße (in ihrer Verbindung zum lumbodorsalen Übergang)

  Sitzung 2:

  Schultergürtel mit Armen und Händen (in ihrer Verbindung zum lumbodorsalen Übergang)

  Sitzung 3:

  Axialkomplex

- **Schultergürtel – Beckengürtel – Axialkomplex**

  Sitzung 1:

  Schultergürtel mit Armen und Händen (in ihrer Verbindung zum lumbodorsalen Übergang)

  Sitzung 2:

  Becken und Beine/Füße (in ihrer Verbindung zum lumbodorsalen Übergang)

  Sitzung 3:

  Axialkomplex

- **Axialkomplex – Beckengürtel – Schultergürtel**

  Sitzung 1:

  Axialkomplex

Sitzung 2:

Becken und Beine/Füße (in ihrer Verbindung zum lumbodorsalen Übergang)

Sitzung 3:

Schultergürtel mit Armen und Händen (in ihrer Verbindung zum lumbodorsalen Übergang)

- **Axialkomplex – Schultergürtel – Beckengürtel**

  Sitzung 1:

  Axialkomplex

  Sitzung 2:

  Becken und Beine/Füße (in ihrer Verbindung zum lumbodorsalen Übergang)

  Sitzung 3:

  Schultergürtel mit Armen und Händen (in ihrer Verbindung zum lumbodorsalen Übergang)

- **Beckengürtel – Axialkomplex – Schultergürtel**

  Sitzung 1:

  Becken und Beine/Füße (in ihrer Verbindung zum lumbodorsalen Übergang)

  Sitzung 2:

  Axialkomplex

  Sitzung 3:

  Schultergürtel mit Armen und Händen (in ihrer Verbindung zum lumbodorsalen Übergang)

- **Schultergürtel – Axialkomplex – Beckengürtel**

  Sitzung 1:

  Schultergürtel mit Armen und Händen (in ihrer Verbindung zum lumbodorsalen Übergang)

  Sitzung 2:

  Axialkomplex

  Sitzung 3:

  Becken und Beine/Füße (in ihrer Verbindung zum lumbodorsalen Übergang)

2.2 Serie von fünf Sitzungen

In ihren letzten Lebensjahren entwickelte Ida Rolf ein Recipe für fünf fortgeschrittene Sitzungen. Als sie starb, war dieses Projekt aber noch nicht abgeschlossen, sondern noch im experimentellen Stadium.

Eine Zeitlang wurde mit diesem Konzept gearbeitet. Es stellte sich jedoch mehr und mehr heraus, dass es aus verschiedenen Gründen - sowohl von der Strategie her als auch in Bezug auf bestimmte Positionierungen des Klienten – teilweise problematisch ist. Deshalb wird hier auf eine Vorstellung dieses Konzepts verzichtet.

Bei einem Format von fünf Sitzungen bietet es sich an, als Bezugsrahmen mit allen fünf strukturellen Komponenten zu arbeiten. Also mit:

- Axial-Komplex
- Schultergürtel
- Beckengürtel
- Core (Kern)
- Sleeve (Hülle)

Hier sind sehr viele verschiedenen Kombinationen möglich. Welche man wählt, richtet sich – wie immer - nach der vorangegangenen Analyse/Synthese (siehe S. 73 ff.) sowie nach den Regeln 1.Ordnung (Prinzipien) und denen 2.Ordnung (siehe S. 75 ff. und 79 ff.).

Dr. Ida P. Rolf

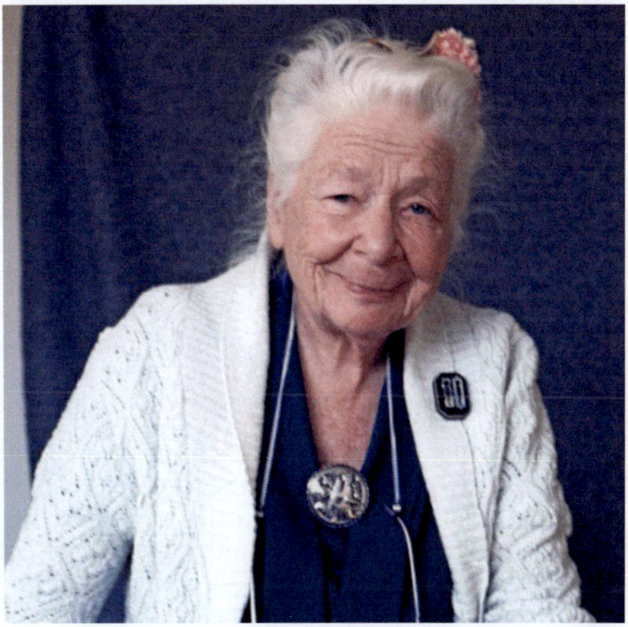

Abb. 3.1 *Ida Rolf (1896-1979)*

Wer war die Begründerin der Strukturellen Integration? Wie hat sie ihre Methode entwickelt? Was hat sie geprägt und inspiriert? Antworten auf diese Fragen zu finden, führt uns zu den Wurzeln und dem Wesen der Methode. Es kann auch dazu beitragen, Gegenwart und Zukunft der Strukturellen Integration besser einschätzen zu können.

I. Biografische Skizze

Am 19.Mai 1896 wurde Ida Pauline Rolf in der Bronx, New York, geboren. Sie war ein Einzelkind. Ihr Vater war Ingenieur.

Sie besuchte das Barnard College, ein privates College für Frauen, wo sie 1916 ihren Abschluss machte. Anschließend studierte sie Bio-chemie an der Columbia University, wo sie 1921 als eine von wenigen Frauen ihren Doktor machte. Bis 1927 arbeitete sie dort in der Abteilung für Chemotherapie, später in der Abteilung für organische Chemie. Zwischen 1919 und 1927 veröffentlichte sie

- u.a. als Co-Autorin - 15 wissenschaftliche Artikel in anerkannten Fachzeitschriften.

Mit 25 Jahren heiratete sie 1921 *Walter Demmerle*, einen Kindheits- und Familienfreund. Mit ihm bekam sie zwei Söhne, von denen der eine, *Richard Demmerle*, später Rolfer wurde. 1947 starb ihr Mann im Alter von 53 Jahren. Ida Rolf war zu dem Zeitpunkt 50 Jahre alt.

1926 nahm sie ein Sabbatical, um zunächst Biochemie am Pasteur Institut in Frankreich zu studieren, dann Mathematik und Atomphysik an der Eidgenössischen Technischen Hochschule in Zürich. In Zürich hörte sie Vorlesungen von *Erwin Schrödinger* (1887-1961), dem Begründer der Quantenmechanik. In Europa lernte sie auch klassische Schulen der Naturheilkunde kennen, z.B. die Homöopathie und die Medizin von *Sebastian Anton Kneipp* (1821-1897). Wahrscheinlich auch Formen der Körper- und Bewegungsarbeit wie *Laban* und *Bess M. Mensendieck*.

Erste Erfahrungen mit der Osteopathie machte sie schon früh in ihrem Leben. Als Kind war sie von einem Pferd getreten worden und hatte deswegen akute Atemprobleme. Sie wurde von einem Osteopathen behandelt, was die Atemprobleme beseitigte. In ihren 20er Jahren wurde sie noch einmal von *Dr.Morrison*, einem blinden Osteopathen, behandelt. In seiner Begleitung besuchte sie Osteopathie-Seminare und lernte von ihm vieles über Struktur und Funktion des Körpers. (1)

1928 starben ihre Eltern. Ihr Vater hinterließ ihr ein Erbe, das es ihr erlaubte, ihre Studien fortzusetzen. In der Zeit hielt sie sich auch für kurze Zeit in Ägypten auf.

In den späten 1920er Jahren oder während der 1930er Jahre – sie lebte inzwischen wieder in New York - nahm sie an einer Yoga-Gruppe teil, die Asanas praktizierte und sich zu Lectures von *Pierre Arnold Bernard* traf. Bernard (1875 - 1955) [Abb. 3.2] war ein amerikanischer Yogi, Wissenschaftler, Okkultist, Philosoph, Mystiker und Geschäftsmann. Für ihn führten Körper und Seele eine Koexistenz. Er wollte physische Erfahrungen als Weg zu spiritueller Erleuchtung vermitteln und praktizierte in dem Zusammenhang auch Tantra-Yoga, was im prüden Amerika für einige Unruhe sorgte.

---

1) Tom Myers, e-mail Konversation, 2.11.1999 und Rosemary Feitis; Interview mit Ida Rolf im Bulletin of Structural Integration, Vol.5, Ausgabe 4

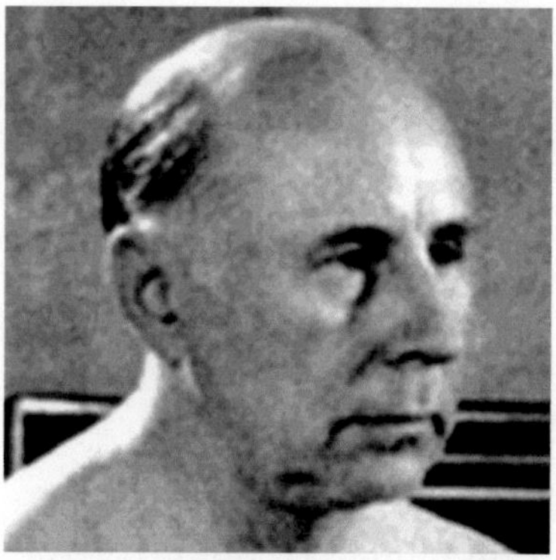

Abb. 3.2 *Pierre A. Bernard*

In den 30er Jahren widmete sie sich vor allem ihrer Familie und ihren privaten Studien.

Es gibt zwei Versionen darüber, wann Ida Rolf begann, Menschen mit einer eigenen Methode zu behandeln:

Version 1: Anfang der 1940er Jahre engagierte sie eine Klavierlehrerin für ihre Söhne. Diese hatte jedoch ernste Probleme mit ihren Händen. Ida Rolf handelte mit ihr einen Deal aus: Klavierunterricht gegen Behandlung. Dies war der Anfang. (2)

Version 2: Ihr Sohn Richard litt als Kind an Hyperkinese. Er vermied jede Bewegung, die eine feine Balance erforderte, weil er sich sehr unkoordiniert und unsicher fühlte. Seine Mutter suchte in allen möglichen Richtungen nach Heilungsmöglichkeiten (Osteopathie, Ernährung, Bewegungsübungen usw.). Aber nichts half. Sie reiste mit Richard nach Kalifornien, um mit *Amy Cochran* zu studieren, die eine Bewegungs-Methode, genannt „Physiosynthesis", entwickelt hatte. Außerdem studierte sie an der Chiropractic School in Los Angeles, um bei *Dr. Arthur Nilson* mehr über Anatomie zu erfahren. Ende 1944 kehrte sie mit ihrem Sohn nach New York zurück und begann, zu Hause Leute zu behandeln.

Zunächst kombinierte sie Yoga-Übungen mit dem, was sie von den Bewegungslehrerinnen *Jennette Lee, Bess M. Mensendieck* und *Amy Cochran* gelernt hatte.

Im Laufe der Zeit verwendete sie zunehmend manuelle Techniken. Neben den erwähnten praktischen Erfahrungen bei verschiedenen

---

2) Rosemary Feitis, e-mail Konversation, 21.7.2000

Osteopathen gab es die bereits erwähnten Seminare mit *Dr.Morrison* und bei *Dr. Nilson.* Außerdem hatte sie die Werke von *Andrew Taylor Stills* (1828-1917), dem Begründer der Osteopathie, studiert. Anfang der 1940er Jahre lernte sie *Dr. William Sutherland* (1873-1954) kennen, einen Schüler von Stills, und war zeitweilig seine Sekretärin. So konnte sie an *Sutherlands* Cranial Classes teilnehmen, die eigentlich nur Osteopathen zugänglich waren. Möglicherweise war es die Osteopathin *Isabell Biddle*, die Ida Rolf in Sutherlands Klasse vermittelte.

Weitere Personen, die ihren eigenen Aussagen zufolge ihre professionelle Entwicklung beeinflusst haben, waren *Alfred Korzybski* (1879-1950) und *Byron Gentry* (1913-2001) [Abb. 3.3]. Alfred Korzybski war ein einflussreicher Sprachwissenschaftler, dessen Seminare sie in den frühen 1950er Jahren besuchte. Dem Chiropraktiker und Heiler Byron Gentry begegnete sie im Januar 1954. Er wurde einer ihrer ersten Schüler und ein lebenslanger Freund. Er war einer ihrer ersten Schüler. Sie blieben lebenslang befreundet.

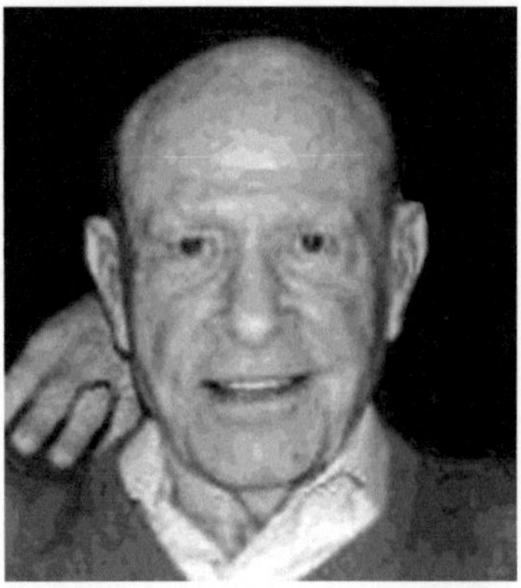

Abb. 3.3 *Byron Gentry*

Während Ida Rolf in den frühen 1950er Jahren in London war, nahm sie an einer Gurdjieff-Gruppe teil. *Georges I. Gurdjieff* (1866 – 1949) selbst, einem griechisch-armenischer Esoteriker, Schriftsteller, Choreograph und Komponisten ist sie nie begegnet. Sie war jedoch über mehrere Jahre hinweg im Sommer in England bei einem der engsten Schüler Gurdjieffs, *John G. Bennett* (1897-1974), den sie auch behandelte.

In England traf sie 1958 *Moshe Feldenkrais* (1904-1984) [Abb. 3.4, Mitte] und behandelte ihn innerhalb von 12 Tagen. Mit ihm verband sie eine langjährige Hass-Liebe, was ihre unterschiedlichen Methoden betraf. Paradoxerweise vertrat der Physiker Feldenkrais den Primat der Funktion, während die Chemikerin Rolf auf dem Primat der Struktur bestand.

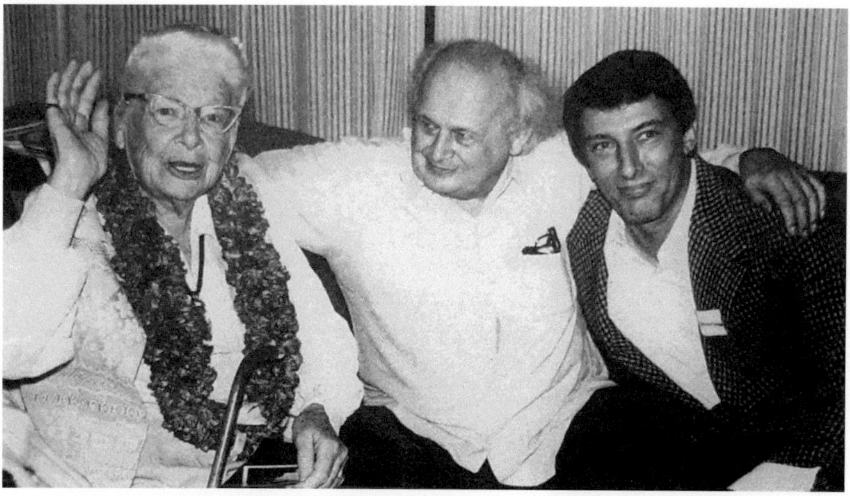

Abb. 3.4 *Ida Rolf, Moshe Feldenkrais, Werner Erhard (1976)*

Anfang der 1960er Jahre hielt sie sich mehrere Monate in Ägypten auf, in einer Gruppe, zu der – laut ihrem Sohn *Richard Demmerle* – auch der Religionsphilosoph *Alan Watts* und der Heiler *Brugh Joy* gehörten.

Etwa 20 Jahre lang, von den 1940er Jahren bis in die 1960er Jahre, arbeitete Ida Rolf ihre Methode aus.

1954/55 unterrichtete sie ihre erste Klasse in am Kansas City College of Osteopathy and Surgery. Damals nannte sie ihren Ansatz „Postural Dynamics". Nachdem sie die Klasse unterrichtet hatte, lehnte sie das Angebot der Schule ab, dort weiter zu lehren, weil sie realisiert hatte, dass ihre Methode von den Teilnehmern zu einem Set von schnellen Techniken marginalisiert wurde. (3) Außerdem war sie enttäuscht darüber, dass viele Osteopathen sich vom systemischen, prozessorientierten Ansatz Andrew Taylor Stills entfernten zugunsten einer läsionen-orientierten Therapie. (4)

Nach diesem Misserfolg war sie auf der Suche nach einer anderen Möglichkeit, ihre Arbeit zu verbreiten. 1967 behandelte sie den Begründer der Gestalttherapie, *Fritz Perls* (1893-1970) [Abb. 3.5]. Er lud sie ein, in Esalen, dem damaligen Mekka des „Human Potential

---

3) Jim Asher Structural Integration, März 2008

4) Peter Melchior, e-mail Konversation

Movement", zu arbeiten, wo sie bald auch anfing, Schüler auszubilden. Hier fand die Begegnung der Strukturellen Integration mit den Methoden der Humanistischen Psychologie statt.

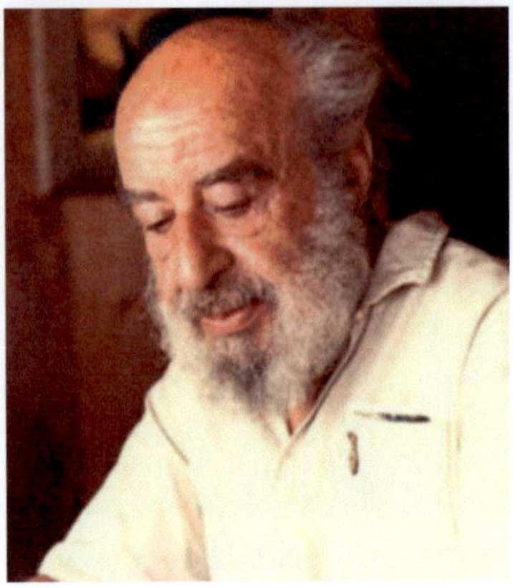

Abb. 3.5 *Fritz Perls*

Von da an wurde ihre Methode in den USA immer populärer und wurde als geschützte Dienstleistungsmarke unter dem Namen *Rolfing* ® registriert. Ida Rolf mochte diesen Namen anfänglich nicht, da sie jeden Kult um ihre Person ablehnte. (5) 1971 wurde in Boulder/Colorado das *Rolf Institute of Structural Integration* als Ausbildungsstätte und Berufsorganisation gegründet.

Neben ihrer Lehrtätigkeit schrieb sie ein Buch und zahlreiche Aufsätze. Außerdem hielt sie viele Vorträge.

Sie war sehr interessiert daran, Forschungen zu initiieren. 1977 führte die Physiologin *Dr. Valerie V. Hunt* (1916-2014) eine Studie über die neuromuskulären, energetischen und emotionalen Wirkungen der Strukturellen Integration durch. An dieser Studie war auch die Heilerin *Rosalyn L. Bruyere* beteiligt.

Im Laufe der 1970er Jahren wurde Ida Rolf fast blind wegen einer durch Diabetes bedingten Erkrankung der Retina. 1979 erlag sie im Alter von 83 Jahren einem Krebsleiden.

---

5) Jan Sultan und Sharon Wheeler

II. Inspirationen

Wenn Menschen etwas Großes schaffen, darf man nicht vergessen, dass sie das im Kontext zeitgenössischer geistiger Strömungen und Menschen tun. So ist auch Ida Rolf von anderen Menschen und ihrem Gedankengut beeinflusst beziehungsweise angeregt worden. Sie hat dies auch freimütig eingeräumt. In der biografischen Skizze wurde bereits auf diverse Menschen und deren Bedeutung für Ida Rolfs Werk hingewiesen. Dieses Kapitel soll solche Inspirationen näher beleuchten.

1. Yoga

Die Theorie des Hatha-Yoga besagt, dass der Körper gedehnt werden kann durch verschiedene Körperstellungen oder Asanas. Die primäre Absicht der Yoga-Asanas ist es, Raum im Körper zu schaffen. Der so genannte Hatha-Yoga (Gathustha-Yoga) geht ursprünglich davon aus, dass die Arbeit mit dem Körper nicht nur das physische, sondern auch das emotionale und spirituelle Leben des Einzelnen verbessert.

Yoga, wie Ida Rolf es bei *Bernard* praktizierte, schloss die sogenannten Kriyas („Handlung", „Tat") ein. Das sind körperliche Reinigungstechniken mit äußeren Hilfsmitteln und mit bestimmten Körperübungen. Diese sollen auf verschiedene Art und Weise die Ausscheidungssysteme des Körpers anregen und unterstützen.

Ida Rolf bezeichnete die Strukturelle Integration einmal als das Yoga des Westens. „Rolfing ist der moderne Nachfolger der alten Ideen des Hatha-Yoga. Wir teilen mit ihnen die Prämisse, dass die Struktur das Verhalten und seine Richtung bestimmt." (6) Sie hatte allerdings auch Vorbehalte. Yoga ziehe die Schwerkraft als Stützfaktor nicht in Betracht. Es lasse sich deshalb keine echte vertikale Ausrichtung des Körpers erreichen. (7) Und sie hielt nichts vom Yoga-Kopfstand, weil man dabei nicht genug Ausdehnung aufrechterhalten könne. Sie bemerkte dazu lapidar: „Wenn Gott es gewollt hätte, dass du auf dem Kopf stehst, hätte er dort Füße hingemacht." (8)

---

6) *Ida Rolf, Annual Meeting Message 1976*
7) *Ida Rolf, Rolfing-Strukturelle Integration, S. 305*
8) *Sharon Hancoff, e-mail Konversation*

2. Jennette Lee, Bess M. Mensendieck, Ruth Saint Denis

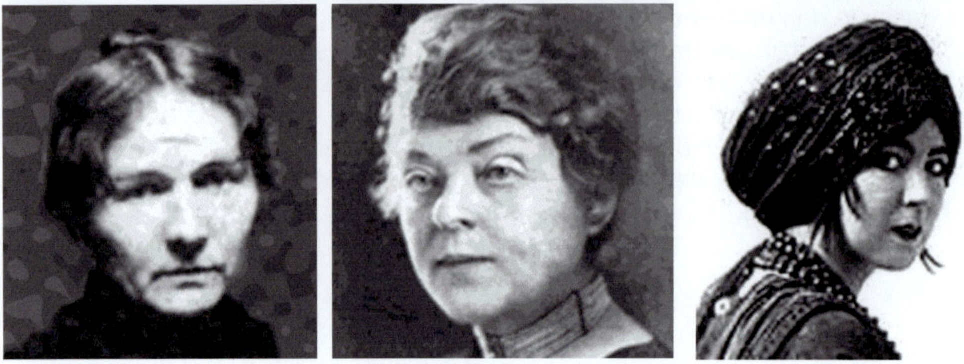

Abb. 3.6
Links: Jennette Lee (1860-1951)
Mitte: Bess M. Mensendieck (1867-1957)
Rechts: Ruth Saint Denis (1879-1968)

Jennette Lee

Die Schriftstellerin und Bewegungspädagogin *Jennette Lee* [Abb.3.6, links] leitete 1926-1933 in New York eine „Training School for Balance and Coordination". 1946 schrieb sie das Buch: „This Magic Body". Wenn man sich drei zentrale Aussagen des Buches anschaut, ist die Wesensverwandtschaft nicht zu übersehen. Diese Aussagen waren:

1. Der Geist/Körper bindet sich an die Erde, indem er durch das Gewicht des Körpers (oder eines Teils davon) die Gravitationskraft spürt.
2. Der Geist/Körper richtet sich im Raum aus, indem er durch die nach außen gehende Richtung des Körpers (oder eines Teils davon) die dynamische Kraft der Form visualisiert.
3. Der Geist/Körper stimmt sich selbst im Geist ab, indem er durch konzentrierte Entspannung das instinktive Wirken des Gleichgewichts zwischen Erde und Raum erfährt.

Bess M. Mensendieck

Als bedeutsam für sich erwähnte sie neben Jennette Lee auch die Gymnastiklehrerin *Bess M. Mensendieck* [Abb. 3.6, Mitte]. Ein bekanntes Buch von ihr war: „Körperkultur der Frau", München 1919.

Für Ida Rolf war Mensendieck eine Pionierin von Bewegungsarbeit. Wenn man sich folgende Kriterien Mensendiecks für optimale Bewegung anschaut, versteht man die große Affinität:

1. Eine Gewichtsverteilung des Körpers, bei der die oberen Segmente durch die unteren optimal unterstützt werden.
2. Die Bedeutung einer guten Atmung für Bewegung.
3. Die Vermeidung des Gebrauchs von Muskeln, die für die jeweilige Bewegung nicht benötigt werden.
4. Ablehnung der Überentwicklung bestimmter Muskeln, z.B. bei Athleten.
5. Die kräftesparendste /ökonomischste Form einer Bewegung ist die beste und ästhetischste.
6. Die Bedeutung eines Raumbewusstseins für Bewegung.
7. Eine Gangart, bei der das Bein aus dem unteren Rücken heraus pendelt.

Die *Methoden* von Mensendieck fand Ida Rolf freilich unzureichend. Sie sagte darüber: „Wenn jemand zum Beispiel mit einem gekrümmten Rücken kam, dachte Frau Mensendieck, dass sie die Krümmung des Rückens heilen könnte, indem sie ihm sagte, er solle gerade stehen und diese und jene Übung machen. In der nächsten Woche kam derjenige wieder und sah genauso schlimm aus, und sie sagte: ‚Dann gehen Sie nach Hause und machen Sie das jeden Tag doppelt so oft.' "

Ruth Saint Denis

Ruth Saint Denis [Abb. 3.6, rechts] war eine Tänzerin, Choreografin und Tanzpädagogin. Sie inszenierte und tanzte rituelle Dramen und religiöse Tänze. Ihre Einstellung zum Körper drückte sie so aus: „Unser Körper ist zugleich Empfangs- und Sendestation für das Leben selbst. Es ist die höchste Weisheit, diese Tatsache zu erkennen und unseren Körper so zu trainieren, dass er sensibel und empfänglich für Natur, Kunst und Religion wird."

Ida Rolf fand in dem Tagebuch von St. Denis mehrfach den Satz: „Ich werde heute Abend nicht gut tanzen können, ich kann meine Mittellinie nicht finden." Sieht man beide Statements von Saint Denis im Zusammenhang, so kann man die Sympathie Ida Rolfs für diese Tanzpädagogin nachvollziehen. Besaß doch die innere Linie des Körpers für sie ebenfalls eine metaphysische Bedeutung.

3. Alexander-Technik

Wie bereits erwähnt, lernte Ida Rolf die Alexander-Technik im London der 1950er Jahre kennen, entweder von *Frederick Matthias Alexander* [Abb. 3.7] selbst oder von seinem Schüler *Wilfred Barlow*. In ihrer persönlichen Bibliothek fanden sich zudem eine Reihe von Büchern Alexanders. Sie studierte auch mit *Jeanette* und *Gerald Lee*, zwei Alexander-Schülern, die - basierend auf Alexander - eine eigene Arbeit entwickelten. (Siehe S. 176)

Die Alexander-Technik ist eine pädagogische Methode und beschäftigt sich mit dem Erkennen und Ändern von Gewohnheiten, besonders von körperlichen Fehlhaltungen. Wichtige Prinzipien sind das Innehalten und die Arbeit mit mentalen Direktiven (Selbstsuggestion). Die Alexander-Technik soll den Menschen befähigen, frei und bewusst entscheiden zu können, wie er mit sich selbst umgeht. Sie hat also auch psychologische Aspekte.

Was Ida Rolf an Alexander schätzte und vielleicht von ihm übernahm, war die Bedeutung der Kopfstellung für die Gesamtstruktur des Körpers. Aber sie fand, dass Alexander dem Rest des Körpers als Basis des Kopfes zu wenig Beachtung schenke. Außerdem missfiel ihr, dass man die eingesetzten Direktiven ein Leben lang praktizieren müsse. *Tom Myers* berichtet: „Als ich sie während eines Gesprächs über andere Methoden in kleiner Runde einmal nach Alexander fragte, war ihre vielsagende Antwort: 'Er hat einen guten Job gemacht, als er Ägypten eroberte.' " (9)

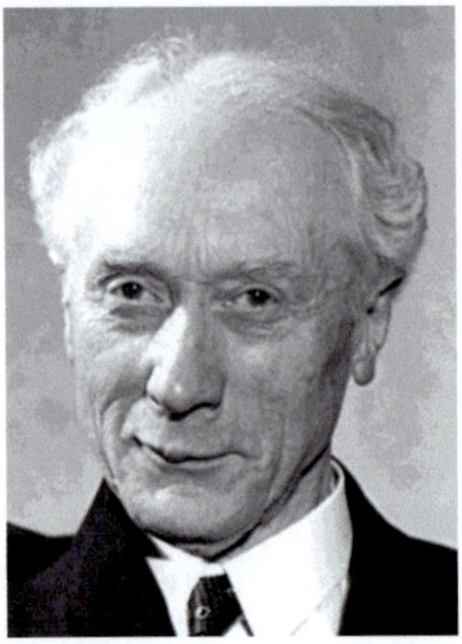

Abb. 3.7 *F.M. Alexander (1869-1955)*

9) Tom Myers, e-mail Konversation, 2.1.2004

4. Osteopathie (Andrew Still, William Sutherland)

Im biografischen Abriss wurden verschiedene Osteopathen erwähnt, die einen nachhaltigen Eindruck bei Ida Rolf hinterließen. Am wichtigsten dürfte für sie aber *Dr. William Sutherland* [Abb. 3.8, links] gewesen sein, an dessen Cranial Classes sie teilgenommen und dessen schriftliche Werke sie gelesen hatte.

Er war Schüler von *Andrew Taylor Still,* dem Begründer der Osteopathie [Abb. 3.8, rechts]. Sutherland entwickelte die kraniale Osteopathie. Die Ergebnisse seiner Forschung veröffentlichte er 1939 in dem Buch „The Cranial Bowl", in dem er u.a. eine Eigenbeweglichkeit der Schädelknochen postulierte.

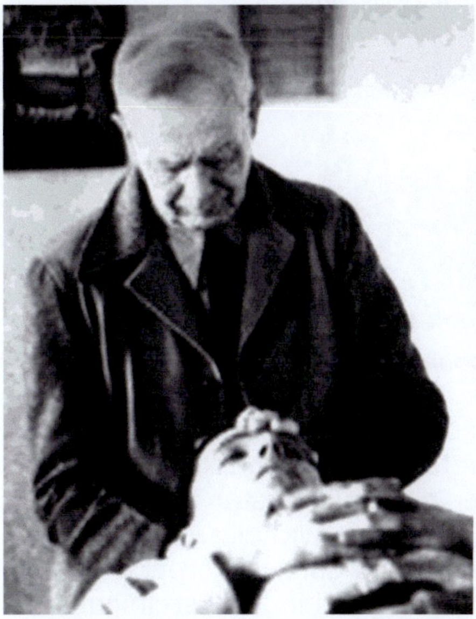
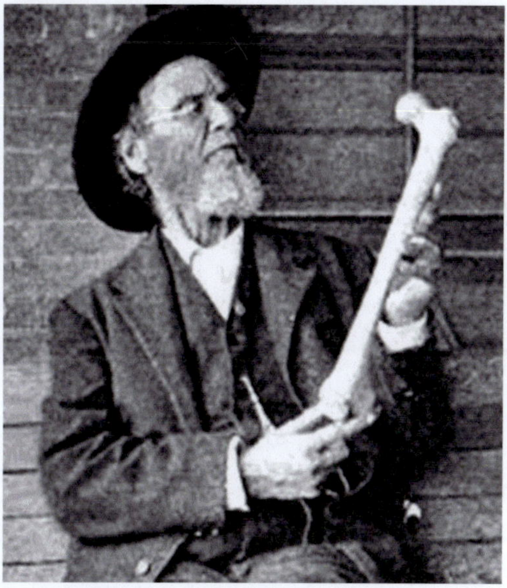

Abb. 3.8 *Links: Dr. William Sutherland (1873-1954)*
Rechts: Andrew Taylor Still (1828-1917)

Zwei für die Strukturelle Integration ganz wesentliche Dinge hat Ida Rolf von der Osteopathie gelernt. Zum einen den systemischen strukturellen Ansatz, zum anderen das Wissen von der Rolle der Faszien im menschlichen Organismus. Darüber hinaus integrierte sie einige osteopathische Techniken in ihre Methode, z.B. den Pelvic Lift. Fortgeschrittenen Schülern empfahl sie das Studium der Craniosacraltherapie.

5. Emanuel Swedenborg

Emanuel Swedenborg [Abb. 3.9] war ein im 18.Jahrhundert europaweit hoch anerkannter Naturwissenschaftler und Mitglied der Schwedischen Akademie der Wissenschaften. Seine Fachgebiete waren Geometrie, Mathematik, Metallurgie, Physik und Chemie.

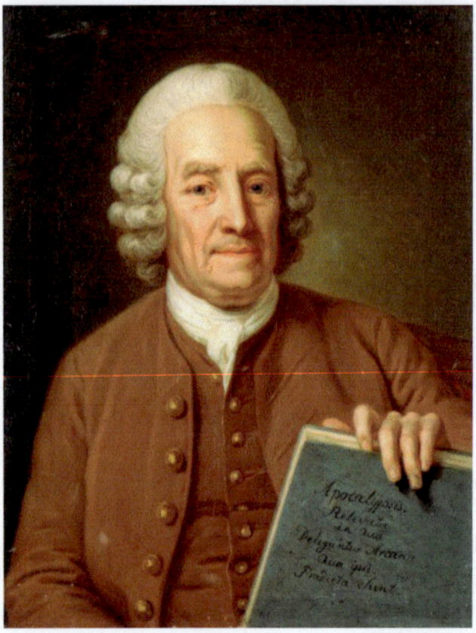

Abb. 3.9 *Emanuel Swedenborg (1688-1772)*

Swedenborg hat zehn Jahre in verschiedenen europäischen Ländern bei führenden Anatomen seiner Zeit intensiv anatomische Studien betrieben und war zu seiner Zeit einer der brillantesten Gelehrten der menschlichen Gestalt und Funktion. Er entwickelte eine integrierte Sichtweise des Zusammenwirkens des ganzen Körpers, beginnend mit den einzelnen inneren Organen bis hin zur vereinigenden Wirkung von Herz, Lungen und Gehirn.

Er beschrieb die funktionale Anatomie und die Bewegung des Gehirns unter Hervorhebung von Flüssigkeiten und Faszien in einem damals unerreichten Paradigma.

Er postulierte eine rhythmische Beseelung des Gehirns als einen Mechanismus der Interaktion von Seele und Körper, der alle anderen Bewegungen des organischen Lebens verbindet. Außerdem erörterte er die Bewegung des Gehirns und die reziproke Bewegung von Dura und Schädelknochen. Er ging von einer pulsierenden geistigen Flüssigkeit aus, die aufgrund ihrer höheren Eigenschaften die zerebrospinale Flüssigkeit beseele, die dann ihrerseits den gesamten Körper belebe.

Über das Verhältnis von Körper und Seele (soul) schrieb er: „Was die Seele betrifft, von der gesagt wird, dass sie nach dem Tod leben wird, so ist sie nichts anderes als der Mensch selbst, der im Körper lebt, d.h. der innere Mensch, der in dieser Welt durch den Körper handelt und den Körper zum Leben bringt. Dieser Mensch, wenn er sich vom Körper löst, wird Geist genannt." (10)

Das Zitat verdeutlicht, dass er im Verlauf seines Lebens eine spirituelle Weltanschauung vertrat. Er öffnete sich ab 1744 einer höheren Form der Erkenntnis. Diese nannte er Intuition. Er hatte gut belegte übersinnliche Wahrnehmungen - zunächst in Träumen, die seine wissenschaftlichen Forschungen als Zensor wissenschaftlicher Tagesleistungen begleiteten - und später in der Form von Visionen. Diese hatte er bei vollem Bewusstsein. Atemübungen und Meditation waren ihm Hilfsmittel bei seiner inneren Entwicklung.

Obwohl Ida Rolf einräumte, dass sie Swedenborgs umfangreiches schriftliches Werk nicht vollständig kannte, war sie einigermaßen vertraut mit Swedenborgs Geschichte, seiner Arbeit als Wissenschaftler und Theologe.

Der Osteopath *William Sutherland* war von Swedenborg stark beeinflusst. Sutherland schenkte Ida Rolf Swedenborgs Buch „The Brain". Folgerichtig sah sie in Swedenborg einen Wegbereiter der Cranialen Osteopathie.

Die Osteopathin *Isabell Biddle* schrieb zwischen 1969 und 1971 mehrere Artikel im „Bulletin of Structural Integration" über Swedenborgs Interpretation des menschlichen Körpers im Lichte neuerer Forschung. Ida Rolf schrieb zu diesen Artikeln eine Würdigung.

---

10) Emanuel Swedenborg, Arcana Coelestica 6054

6. Homöopathie (Samuel Hahnemann)

Die Homöopathie wurde vom Arzt, Apotheker und Chemiker *Samuel Hahnemann* [Abb. 3.10] entwickelt.

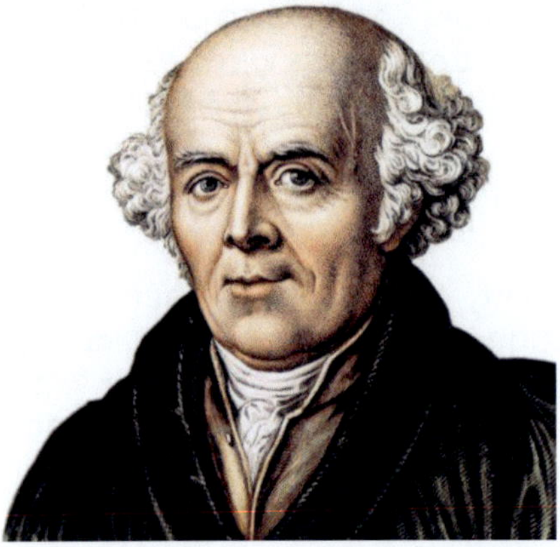

Abb. 3.10 *Samuel Hahnemann (1755-1843)*

In der Homöopathie wird der einzelne Mensch als ein ganzheitliches System gesehen, das bei einer Erkrankung im Ungleichgewicht ist. Dieses System lässt sich durch gezielte Reize regulieren und wieder ins Gleichgewicht bringen, indem die körpereigenen Selbstheilungskräfte aktiviert werden. Es handelt sich dabei um ein prozessorientiertes Vorgehen, nicht um bloße Symptombehandlung. Dies gilt jedenfalls für die klassische Homöopathie.

Ida Rolf lernte die Homöopathie in den 1920er Jahren in der Schweiz kennen und schätzen. Die homöopathische Sichtweise hat ihr möglicherweise bei der Entwicklung ihrer eigenen Methode einige Anregungen vermittelt. Die Ähnlichkeiten sind jedenfalls offensichtlich:

- Beide Schulen gehen von einem ganzheitlichen Verständnis des individuellen Menschen aus und beinhalten als einen zentralen Begriff das Gleichgewicht.
- Beide betonen energetische Gesichtspunkte, die weit über das biochemische Geschehen hinausgehen.
- Beide verstehen sich als grundlegende Regulationsverfahren und setzen Reize unterschiedlicher Stärke, um die Selbstheilungskräfte anzuregen.
- Beide Methoden gehen prozessorientiert vor.

7. Alfred Korzybski

Alfred Korzybski [Abb. 3.11] war Ingenieur und sprach sechs Sprachen fließend. Als Sprachforscher war er ein Pionier der Semantik (Studium der Bedeutung von Sprache).

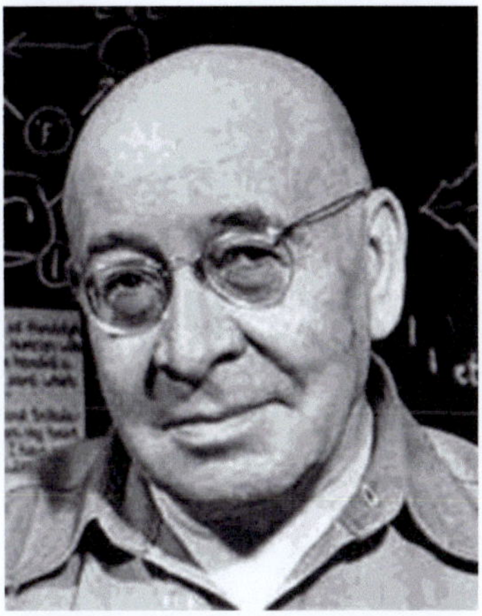

Abb. 3.11 *Alfred Korzybski (1879-1950)*

Ida Rolf nahm an drei Seminaren des *„Institute of General Semantics"* teil: im Dezember 1952 sowie im August und November 1953. Außerdem nahm sie an Wochenendworkshops im April 1959 und Juni 1962 teil. Ein Schüler von Korzybski, *Denis Lawon-Wood,* schrieb eine Broschüre mit dem Titel „PsychoLogic and Posture".

Was sie an Korzybskis Lehre beeindruckte, drückte sie so aus: „Es ist keine Art, das Leben zu betrachten, sondern es ist die Art, die Art zu betrachten, wie man das Leben betrachtet." (11)

Korzybski ging davon aus, dass unser Sprechen, Schreiben, Lesen und unsere inneren Dialoge durchgängig beeinflusst sind durch die generelle Struktur der Sprache, die wir benutzen. Sie ist unsere Wahrnehmungs-Landkarte. Ein bewusstes Gewahrsein dieser Landkarte ist nützlich. Die Gleichsetzung der Landkarte mit der Wirklichkeit hingegen ist nutzlos und kann sogar Störungen der Körperstruktur verursachen. Die Landkarte ist also nicht die Landschaft. Symbole – und die Sprache ist Symbolik - sowie (mathematische) Systeme sind nicht identisch mit lebendigen Systemen.

---

11) Ida Rolf, Tonmitschnitt

Die aristotelische Logik sagt: A ist A (Gesetz der Identität). Alles ist entweder A oder Nicht-A (Gesetz des ausgeschlossenen Dritten) und nichts ist zugleich A und Nicht-A (Gesetz der Widerspruchsfreiheit). Korzybski betont demgegenüber Mehrdeutigkeiten und das Sowohl-als auch. Ferner war für ihn auch der Kontext von Sprache bedeutsam. Er konzentrierte sich deshalb auf die jeweiligen Zusammenhänge von etwas Gesagtem: *Wer* sagte *was* genau und *wo* und *wann*? Was wurde *sonst noch* gesagt? Gibt es fragwürdige Begriffe? Gibt es ungeprüfte Annahmen?

Abstrahierende Begriffe führen oft dazu, dass viele Begriffe gleichzeitig über- und unterdefiniert sind. Beispiel: Herr Maier ist ein Bäcker. Überdefiniert meint: die Definition ist simplifizierend und eingeschränkt, denn Herr Maier ist noch vieles mehr als nur ein Bäcker. Unterdefiniert meint: Bei dieser Definition werden all die Merkmale nicht berücksichtigt, die Herrn Maier von anderen Bäckern unterscheiden. Je abstrakter eine Definition, desto größer ist der Grad von Über- und Unterdefinition. Außerdem berücksichtigen abstrahierende Begriffe zu wenig den Faktor des Werdens und der Veränderung.

Korzybski unterscheidet verschiedene Ebenen von Abstraktion. Diese entstehen, wenn individuelle Erfahrungen einer wahrgenommenen persönlichen Realität reflektiert und kommuniziert werden.

Diesen Prozess beschreibend unterscheidet er fünf Stufen der Erkenntnis:

1. Sensation

   Die Dinge sind so, wie wir sie erfahren, dass sie sind.

   Diese Ebene ist die stille Ebene der Erfahrung. Es handelt sich um eine unmittelbare Erfahrung der Welt ohne inneren Dialog, ohne Worte. Man nimmt die Welt wahr, wie ein Kind es tut. Wenn die Erfahrung in Worte gefasst wird, entsteht die einfachste Form der Abstraktion. Beispiel: „Oh, das Wasser ist sehr kalt."

   Das Problem ist jedoch: Worte können Erfahrung nicht beschreiben. Denn sie sind nicht die Erfahrung, sondern sind Erinnerungen an Erfahrung. Die Konsequenz ist: Wir verwechseln oft unsere Empfindungen mit dem, wie wir diese Empfindungen beschreiben und interpretieren.

Auf den nächsten Ebenen der Abstraktion fehlen zunehmend Anteile der Erfahrung, weil viele Informationen sukzessive ausgefiltert werden.

2. Quantitatives und qualitatives Messen

   Auf dieser Stufe werden die Erfahrungen quantitativ und qualitativ gemessen. In unserem Beispiel wird die Wassertemperatur mit einem Thermometer gemessen. Die Erfahrung kann quantitativ erfasst und qualitativ interpretiert werden.

3. Ursache und Effekt feststellen

   Die gemessenen und interpretierten Erfahrungen werden verallgemeinert. Denn sie haben identifizierbare Ursachen und vorhersagbare Effekte. In unserem Beispiel können die Ursachen der Wassertemperatur und ihr zeitliches Auftreten bestimmt werden. Nun sind die Dinge so, wie sie durch Naturgesetze beschrieben werden. Wir verlieren allerdings noch mehr den Kontakt mit der fortlaufenden sensorischen Erfahrung.

Um dieser Gefahr, unsere Realität mit dem, *wie* wir sie beschreiben, zu entgehen beziehungsweise sie zu minimieren, gibt es zwei weitere Stufen der Erkenntnis:

4. Beziehungen herstellen

   Die Prämisse dieser Stufe ist: Es gibt nicht Ursache und Effekt. Ein Phänomen kann nur in einer wechselseitigen Beziehung zu anderen Phänomenen stehend verstanden werden. Außerdem ist die Gestalt als Ganzes aufgrund des Erscheinens ganz neuer Eigenschaften mehr als nur die Summe ihrer Teile. Unsere mentalen Konstrukte sind keine Bilder einer objektiven Welt, sondern sie sind Spiegel von uns, während wir die Welt anschauen. Mit dieser Prämisse wird aus Dogmatismus Verunsicherung, aus Vorhersagbarkeit eine *Möglichkeit* mit einer unmessbaren Größe von Unbekanntem.

5. Intuitive Wahrnehmung

   Diese Erkenntnisstufe bedeutet eine Wiederkehr der ersten Stufe, aber auf einer höheren Ebene. („Ich weiß einfach: Es ist so.") Eine Metapher für diese Entwicklung ist das Bild einer aufsteigenden Spirale.

Hohe Ebenen der Abstraktion können sehr brauchbar sein, um Modelle zu kreieren und sich über komplexe Ideen auszutauschen. Aber dabei muss man sich der Stufen von Abstraktionen bewusst sein und sie auf tiefere Stufen der Abstraktion bis hin zu den ursprünglichen Erfahrungen beziehen. Sonst redet man nur mit Worten über Worte statt über die lebendige Realität des Lebens. Auf Konversationen, Diskussionen bezogen heißt das: Es gilt zu klären, auf welcher Stufe man selbst und der andere sich befindet, und sicherzustellen, dass beide sich von derselben Stufe aus unterhalten.

Eine weitere praktische Anwendung von General Semantics ist: Unbewusste Annahmen enthüllen und einschränkende Wahrnehmungsirrtümer eingrenzen. Wenn man z.B. mit der aus einer Annahme (Prämisse) entstandenen Schlussfolgerung nicht weiterkommt, muss man nach einer anderen Annahme (Prämisse) suchen. Wenn man mit einer Landkarte nicht weiterkommt, muss man eine andere Landkarte herstellen. Nur wenn man seiner eigenen primären Erfahrungen bewusst ist, kann man die Annahmen (Prämissen) prüfen.

In ihrer Lehrtätigkeit versuchte Ida Rolf, den Schülern die grundlegenden Einsichten Korzybski zu vermitteln, da sie diese als unverzichtbar für die Ausübung ihrer Methode ansah.

Einige Beispiele:

- Wenn ein Praktizierender die Körperstruktur und entsprechende Bewegungsmuster eines Klienten analysiert, kommt er mit einem linearen Ursache-Wirkung-Denken nicht weit. Fruchtbarer ist ein Denken in Beziehungsmustern zwischen verschiedenen Phänomenen.
- Klienten haben oft ungeprüfte Annahmen über sich, ihren Körper usw. (Körperschema und Körperimage). Diese Tatsache ist ihnen aber oft nicht bewusst und fixiert sie in ihren Mustern. Auch der Praktizierende hat oft ungeprüfte Annahmen über den Klienten, seine Probleme, seine Struktur/Bewegung etc.
- Klienten beschreiben mit ihren Worten oft nicht konkret, was sie erfahren. Wenn eine Klientin etwa sagt, sie habe Rückenschmerzen, dann gilt es zu konkretisieren: Wo genau? Wie ist die Art des Schmerzes? Wann tritt er auf? Usw.
- Man sollte es als Praktizierender vermeiden, eine Klientin über- oder unterzudefinieren. Die Definition etwa „Frau Meier ist eine traumatisierte Person" stellt einerseits eine Über-Definition dar. Denn Frau Meier ist noch vieles andere mehr als nur das. Andererseits haben wir es mit einer Unter-Definition zu tun, denn die Traumatisierung von Frau Meier ist eine mit ganz individueller Charakteristik und einzigartigem Erleben. Deshalb unterscheidet sie sich von jeder anderen traumatisierten Person.

8. Georges I. Gurdjieff, John G. Bennett

Georges I. Gurdjieff [Abb. 3.12, links] war ein griechisch-armenischer Esoteriker, Schriftsteller, Choreograph und Komponist. Bekannt wurde er als Lehrer des sogenannten Vierten Weges.

Diesen verstand er als Synthese und Weiterentwicklung der drei traditionellen Wege zur Evolution des *Denkens* (Yogi), des *Fühlens* (Mönch) und des *Körpers* (Fakir). Ihm zufolge kann der Mensch sich der göttlichen Wahrheit und einem bewussten Sein nur nähern, wenn alle Zentren, Denken, Fühlen und Körperbewegung, *harmonisch* entwickelt und integriert werden. Einen ganz besonderen Stellenwert nimmt dabei die Schulung der Aufmerksamkeit ein.

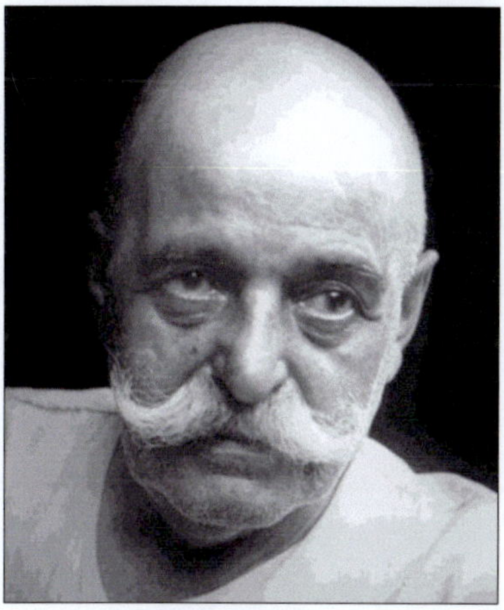
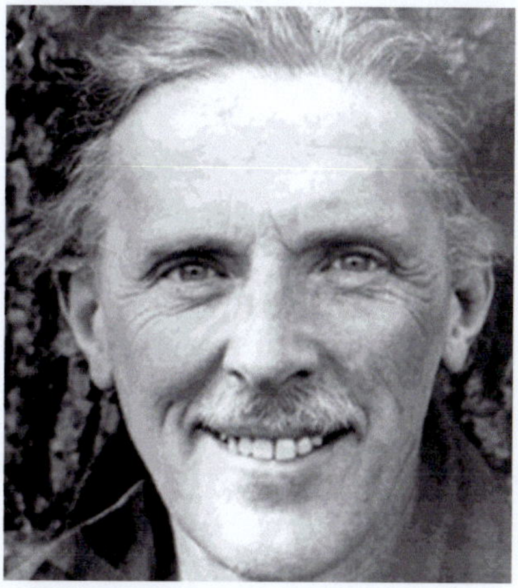

Abb. 3.12 *Links: Georges I. Gurdjieff (1866-1949)*
Rechts: John G. Bennett (1897-1974)

In den 1950er Jahren war sie über mehrere Jahre hinweg im Sommer in England bei dem Mathematiker, Physiker und Philosophen *John G. Bennett* [Abb. 3.12, rechts], einem Schüler Gurdjieffs und nahm dort an Kursen teil. Sie hat Bennett auch behandelt.

Ida Rolf ist Gurdjieff nie begegnet. Aber sie war eine große Bewunderin seiner Arbeit. Sie glaubte mit ihm, dass der Mensch nicht vollendet ist, dass die Evolution als ein unbewusster Prozess beendet ist, dass aber der nächste Schritt bewusste Teilnahme an der Evolution ist. (12)

---

12) Peter Melchior, Interview vom 4.3.2004

Gurdjieff entwickelte bestimmte Körperübungen. Zu einer Musik, die dauernd im Rhythmus sich ändert, sollen die Schüler lernen die Arme, die Beine, den Rumpf und den Kopf - völlig unabhängig voneinander - zu bewegen.

Je mehr man vermag, die gewohnte körperliche Ordnung aufzugeben und wach etwas Neues zu tun, desto leichter fällt es, gewohnte Denkstrukturen aufzugeben. *Moshe Feldenkrais*, der ebenfalls an den Kursen Bennetts teilnahm, hat diese Idee später aufgegriffen und neurologisch begründet.

9. Kybernetik (Norbert Wiener)

Norbert Wiener [Abb. 3.13] war Mathematiker und Philosoph. Er ist als Begründer der Kybernetik bekannt, ein Begriff, den er geprägt hat. Er schuf die wissenschaftliche und mathematische Basis für die Kontrolltheorie und Regelungstechnik zur Berechnung der Dynamik und Stabilität von Systemen, die durch Beobachtung und Kommunikation rückgekoppelt sind. Er kann als ein Pionier systemischen Denkens angesehen werden, nach dem in einem System alles mit allem durch wechselseitige Beziehungen verbunden ist.

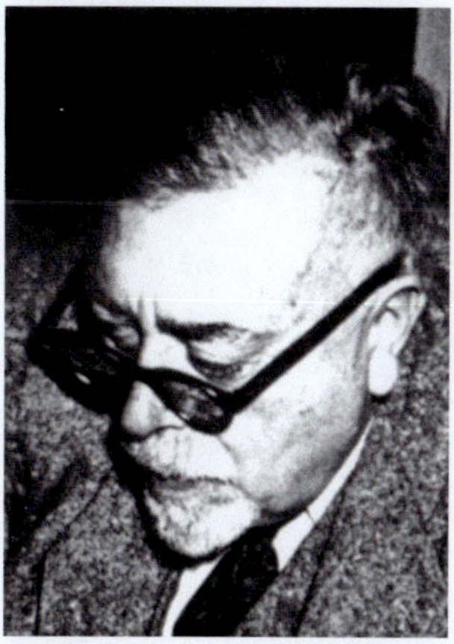

Abb. 3.13 *Norbert Wiener (1894-1964)*

Das Konzept selbstregulierender Systeme lebendiger Organismen baut auf diesem Denken auf, modifiziert es aber. Denn im Gegensatz zum *geschlossenen* System von Maschinen handelt es sich bei lebendigen Organismen um *offene* Systeme. Das bedeutet, dass es sich beim lebendigen Organismus nicht nur um die Beziehungen zwischen Teilen und Funktionen des Körpers handelt. Der Organismus existiert nicht isoliert, sondern in lebendiger Wechselbeziehung mit seiner Umwelt. Außerdem ist er - im Gegensatz zur Maschine, die von außen reguliert wird - sich selbst regulierend.

Ida Rolf bezog sich des Öfteren auf Wiener. Seine systemische Betrachtung und seine Betonung der Bedeutung von Beziehungen entsprachen ganz ihrer Denkweise. Auch die Aussage Wieners „Wir sind Strudel in einem Fluss von ständig fließendem Wasser. Wir sind nicht der Stoff, der bleibt, sondern Muster, die sich verewigen." offenbart eine große Affinität zu ihren Anschauungen.

10. Quantenmechanik (Erwin Schrödinger)

Wie bereits erwähnt, hörte Ida Rolf in den 1920er Jahren in Zürich Vorlesungen des Physikers und Wissenschaftstheoretikers *Erwin Schrödinger*, der an der Entwicklung der Quantenmechanik mitwirkte. [Abb. 3.14]

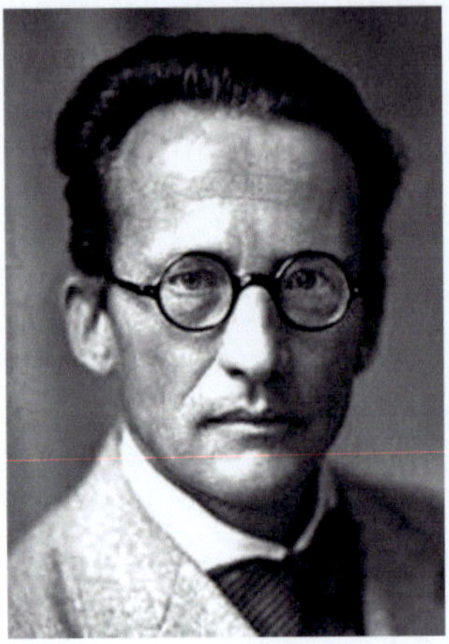

Abb. 3.14 *Erwin Schrödinger (1887-1961)*

Die Quantenmechanik ist eine physikalische Theorie, mit der die Eigenschaften und Gesetzmäßigkeiten von Zuständen und Vorgängen der Materie auf neue Art beschrieben werden. Im Gegensatz zu den Theorien der klassischen Physik erlaubt sie die zutreffende Berechnung physikalischer Eigenschaften von Materie im Größenbereich der Atome und darunter.

Einen nachhaltigen Eindruck hinterließ Schrödinger bei Ida Rolf wohl aufgrund der Tatsache, dass die Quantenmechanik holistische Implikationen enthält. Auf der kleinsten, grundlegendsten Ebene - der atomaren Ebene - sind die kleinsten Teilchen keine diskreten Dinge, sondern man kann sie sich eher als Verbindungen vorstellen. Die Welt kann bis zu einem gewissen Grad in Teile zerlegt werden, aber wenn die Teile immer kleiner werden, werden sie zu etwas anderem, das man weniger als Teilchen, sondern eher als ein komplexes Netz von Beziehungen betrachten kann. Im Unterschied zu Schrödinger sah Ida Rolf die Notwendigkeit, auch auf der makroskopischen Ebene nicht von separaten Teilen zu sprechen, sondern von Beziehungsgeflechten zwischen ihnen.

III. Weltanschauung und Menschenbild

1. Die Quellenlage und ihre Probleme

Um Ida Rolfs Weltanschauung und Menschenbild zu rekonstruieren, stehen uns vier Quellenarten zur Verfügung:

- Der schriftliche Nachlass, also ihr Buch „Rolfing Strukturelle Integration. Wandel und Gleichgewicht der Körperstruktur" sowie diverse Aufsätze.
- Mitgeschnittene Tonaufnahmen von Vorträgen und Unterrichtsstunden, die sie gehalten hat.
- Ida Rolfs mündliche Äußerungen gegenüber anderen Personen.
- Berichte von Menschen über ihre Erlebnisse mit Ida Rolf.

Beim Studium dieser Quellen stößt man immer wieder auf drei Schwierigkeiten.

- Ida Rolf äußerte sich oft widersprüchlich.
- Sie gab – auch in schriftlichen Publikationen – ihren Gedankengang nicht selten nur andeutungsweise wieder, ohne vertiefte und ausführliche Erklärungen.
- Wie wir gesehen haben, ließ sie sich von Vertretern verschiedener Wissensgebiete inspirieren, die jedoch teilweise recht unterschiedliche Weltanschauungen vertraten. Wie sie diese für sich in einen Einklang gebracht hat, bleibt letztlich unklar.

Diesen Problemen möchte ich zunächst nachgehen, bevor ich den Versuch einer Rekonstruktion ihrer Anschauungen mache.

1.1 Widersprüchlichkeiten

Diverse Zitate werden zeigen, dass sich Ida Rolf nicht selten selber widersprach. Bei Zitaten ist es allerdings so, dass man eine gewisse Vorsicht walten lassen muss. Denn:

1. Man sollte den Kontext berücksichtigen, in dem bestimmte Aussagen gemacht wurden: Zu welcher Gelegenheit und für wen hat Ida Rolf jeweils gesprochen/geschrieben? In welchem gesellschaftlichen Klima fanden die Äußerungen statt? Usw. Einige Beispiele:

- Während viele ihrer Auslassungen nahelegen, dass ihre Methode medizinisch-therapeutische Aspekte hat, betonte sie immer wieder, es handele sich nicht um Therapie, sondern um Pädagogik. Diesen Widerspruch muss man auf dem Hintergrund sehen, dass ihr das Schicksal *Wilhelm Reichs,* des Psychotherapeuten und Schülers von *Sigmund Freud*, vor Augen stand, der in den 1950er Jahren von der US-Behörde für Lebens- und Arzneimittel (FDA) wegen angeblicher Scharlatanerie ins Gefängnis gebracht wurde. Sie musste auch befürchten, wegen Praktizierens von Medizin ohne Lizenz Schwierigkeiten zu bekommen.
- Nach der Durchsicht der redaktionellen Korrekturen und Neufassungen, die Ida Rolf an ihrem Buch „Rolfing Strukturelle Integration. Wandel und Gleichgewicht der Körperstruktur" vorgenommen hat, kommt *Ales Urbanczik* zu dem Schluss: Diese zahlreichen Korrekturen und Neufassungen zeugen von einem ständigen Ringen um die Entscheidung, wieviel esoterischer oder spiritueller Inhalt den Lesern zugemutet werden kann.
- Obwohl es auf der Hand liegt, dass Strukturelle Integration eine Körperbehandlung ist, betonte sie in einem Interview mit *Psychology Today*, Strukturelle Integration sei keine Körperbehandlung, sondern strebe eine Veränderung der Persönlichkeit an. Diese Behauptung stellte sie möglicherweise deshalb auf, weil sie für eine an dezidiert psychologischen Fragen interessierte Leserschrift sprach.

2. Darüber hinaus gilt es jeweils zu prüfen, ob Ida Rolf vielleicht in dem betreffenden Fall nicht so sehr eine Sachaussage machen wollte, sondern mit einer Äußerung eine bestimmte Absicht verfolgt hat – bezogen auf ihre Zuhörer/Leser. Widersprüche als pädagogisches Mittel sozusagen.

   Um einen Sachverhalt in seiner Vielschichtigkeit beziehungsweise Ambivalenz zu charakterisieren, kann die Präsentation von scheinbaren Widersprüchen ein probates Mittel sein, die Rezipienten auf diese Vielschichtigkeit hinzuweisen und zu eigenem Denken anzuregen. Dass Ida Rolf von diesem Mittel gern Gebrauch machte, geht aus folgender Äußerung hervor: „Unterschiedliche Sichtweisen auf ein und dasselbe Problem. (...) Ich versuche, dass ihr eine Sache auf sechs Wegen lernt, dass ihr jedes Mal wiederkommt und einen neuen Weg, eine neue Richtung einschlagt." (13) Ein

---

13) Ida Rolf, Rolfing im Überblick, S. 183

Lächelnd bemerkte sie beispielsweise einmal: „Es gibt keine Regeln im Rolfing, einschließlich dieser." (14)

Vor allem in mündlichen Äußerungen wählte sie bewusst sehr zugespitzte, provokative Formulierungen. Sie selbst begründete das so: „Ich wende gern die Methode *Bernhard Shaws* an – Menschen zu schockieren, damit sie sich mit einer ihnen fremden Anschauung auseinandersetzen." (15) Ein Beispiel:

Im Unterricht äußerte sie einmal: „Es gibt keine Psychologie, es gibt nur Physiologie." Am nächsten Tag verkündete sie den staunenden Schülern: „Nun, ich vermute, dass es so etwas wie Physiologie nicht gibt, es gibt nur Psychologie". (16) Dazu muss man wissen, dass sie zu der Zeit in Esalen unterrichtete, das sehr stark von einer Psycho-Szene beherrscht war, welche sie bewusst herausfordern wollte.

Auch wenn man diese Vorbehalte gegenüber Zitaten berücksichtigt, muss man realisieren, dass – wie wir später sehen werden - Ida Rolfs weltanschauliche Überzeugungen von nicht zu übersehenden Ambivalenzen geprägt waren.

1.2 Unzureichende Theorie

Wir werden sehen, dass sie bei Themen wie Energie, Schwerkraft, Spiritualität usw. nicht selten konkrete und schlüssige Aussagen vermissen lässt. Es bleibt häufig bei Andeutungen, manches bleibt unverbunden oder unerklärt nebeneinanderstehen. Demgegenüber war sie sehr präzise, wenn es um die Praxis ging.

Man muss dabei freilich bedenken, dass die Grundlagen der Methode zu ihren Lebzeiten noch wenig erforscht waren. Die Praxis war der theoretischen Begründung weit voraus. Dessen war Ida Rolf sich bewusst. Mit großer Offenheit bezeichnete sie sich mehrfach als nicht kompetent genug für bestimmten Themen.

Dies geht aus einer Reihe von Äußerungen hervor:

- Einmal wurde sie vom Rolfer *Nicholas French* gefragt, wie Rolfing funktioniere. Sie antwortete: „Genaugenommen weiß ich nicht wirklich, wie es funktioniert. Was ich weiß, ist, dass es

---

14) Sharon Wheeler, IASI Yearbook 2017
15) Ida Rolf, Rolfing im Überblick, S. 93 f
16) Sharon Wheeler, IASI Yearbook 2017

funktionieren wird, wenn du der Disziplin folgst, die ich angeboten habe. Und vielleicht sagst du mir eines Tages, wie es funktioniert." (17)

- „Ich kann nicht alles erklären, ich bin kein Leader, sondern nur Scout und Forscher." (18)
- Während einer Unterrichtsstunde räumte sie ein, dass sie übersinnliche Erfahrungen nicht mit Sicherheit erklären könne. (19)
- Äußerungen über *Wilhelm Reich* fügte sie hinzu: „Ich fühle mich nicht kompetent genug, über Wilhelm Reich zu sprechen." (20)

1.3 Mangelnde Kongruenz

Wir haben gesehen, dass Ida Rolf sich im Laufe ihres Jahres von vielen Seiten inspirieren ließ. Diese Einflüsse kamen aus verschiedenen Feldern und repräsentierten unterschiedliche Weltanschauungen.

Auf den ersten Blick passt da vieles nur schwer zusammen: Yoga, spirituelle Lehren, Homöopathie und Osteopathie auf der einen Seite, Naturwissenschaften wie Chemie, Quantenphysik und Kybernetik auf der anderen Seite. Die Art, wie man Erkenntnisse gewinnt und die Sichtweise auf Welt und Mensch divergieren teilweise sehr.

Ihr Umgang mit diesen Quellen war ein eher eklektizistisch, d.h. sie entnahm ihnen Versatzstücke, um ihre eigenen Überzeugungen zu finden und zu begründen. Deshalb fällt es schwer, bei ihr eine kongruente Weltanschauung und ein sich daraus ergebendes Menschenbild auszumachen.

---

17) Nicholas French, e-mail Konversation, 8.3.2002

18) Ida Rolf, Tonmitschnitt

19) Ida Rolf, Tonmitschnitt

20) Ida Rolf, Tonmitschnitt

2. Dachte Ida Rolf monistisch?

Ida Rolf hat sich u.a. in ihrem Buch „Rolfing-Strukturelle Integration. Wandel und Gleichgewicht der Körperstruktur" mit dem Monismus als Weltanschauung beschäftigt. Bevor wir der Frage nachgehen, was sie unter Monismus verstand, und wie er sich in ihren Anschauungen darstellt, müssen wir etwas weiter ausholen.

2.1 Der Monismus

Der Monismus ist ein philosophisches System, das - im Gegensatz zum Dualismus - alles Weltgeschehen und alle Erkenntnis auf ein einziges Grundprinzip zurückführen will. Der Dualismus hingegen geht von jeweils zwei unterschiedlichen und voneinander unabhängigen Grund-elementen aus. Beide Elemente stehen häufig in einem Spannungsverhältnis oder sogar Gegensatz zueinander (bis hin zu einer Unvereinbarkeit).

Der Monismus will also die die Dualität/Trennung von Subjekt und Objekt, von Körper und Seele, von Materie und Geist überwinden. Es gibt drei Formen des Monismus (in jeweils verschiedenen Varianten):

1. Das Grundprinzip ist geistig.
2. Das Grundprinzip ist materiell.
3. Das Grundprinzip ist a) weder geistig noch materiell oder b) sowohl geistig wie materiell. Diese Art des Monismus wird „neutraler" Monismus genannt.

Monismus-Version 1: Das Grundprinzip ist geistiger Natur

Dieser Richtung lassen sich gewisse Formen des Spiritualismus, des Idealismus und des Phänomenalismus zuordnen.

Monismus-Version 2: Das Grundprinzip ist materieller Natur

Der Materialismus führt alle Vorgänge und Phänomene der Welt auf Materie und deren Gesetzmäßigkeiten und Verhältnisse zurück.

Die Wurzeln dieser Auffassung sind in der griechischen Naturphilosophie zu finden. Mit Beginn der heutigen Naturwissenschaften und im Zeitalter der Aufklärung erlebte der Materialismus/Physikalismus den Beginn seiner noch heute andauernden Blütezeit. Obwohl die *Quantenphysik* deutlich differenzierter ist als die klassische Physik, hat auch sie nichts an der grundlegenden materialistischen Orientierung der heute dominanten Art von Naturwissenschaft geändert.

Monismus-Version 3: Das Grundprinzip ist ein drittes

Sowohl physikalischen als auch geistigen Erscheinungen liegt ein unabhängiges drittes, fundamentaleres Prinzip zugrunde.

Der Philosoph *Baruch de Spinoza* (1632–1677) vertrat beispielsweise die Ansicht, dass es nur eine Substanz gebe (Gott), während die materiellen Dinge ebenso wie die mentalen Vorgänge beim Menschen nur Modi dieser einen Substanz seien.

In der modernen Naturwissenschaft gibt es ebenfalls Vertreter dieser Monismus-Version, auch wenn ihre Überzeugungen nicht komplett deckungsgleich sind. Für den Physiker und Philosophen *Ernst Mach* (1838-1916) beispielsweise sind die - weder geistigen noch körperlichen - sinnlichen Elemente je nach Beziehung, die sie eingehen, entweder physischer oder psychischer Natur. Der psychophysikalische Parallelismus ist ein moderner Vertreter dieser Denkrichtung. Und vom Quantenphysiker *David Bohm* (1917-1992) wissen wir, dass er davon ausging, dass sich Geist und Materie von einem gemeinsamen Grund abheben (siehe S. 54).

Der Begründer der anthroposophischen Geisteswissenschaft, *Rudolf Steiner* (1861-1925) vertrat einen Monismus, der sich so zusammenfassen lässt: Geist und Materie, wie wir sie in dieser Welt erleben, sind keine voneinander unterschiedenen Substanzen, sondern nur verschiedene Erscheinungsformen derselben Substanz. Materie ist nichts anderes als verdichteter, verhärteter Geist. Was als sinnlich-physische Materie, als Leben und als Seelisches erscheint, sind nur verschiedene Verwandlungsformen des Geistes. Rudolf Steiner gebraucht dafür das Bild von Wasser und Eis, die beide nur verschiedene Erscheinungsformen bzw. Aggregatzustände ein und desselben Stoffes sind. Also: Keine Materie ohne Geist, aber auch kein Geist ohne Materie.

Es ist unmöglich, Bewusstsein rein materialistisch zu erklären, ebenso wie es unmöglich ist, Materie rein geistig zu erklären. Der Materialismus kann *notwendige* materielle Bedingungen für Geistiges feststellen, etwa die Funktionsweise des Gehirns für das Denken. Diese Bedingungen sind aber keine *hinreichenden* Bedingungen. Denn das Gehirn denkt nicht aus sich heraus, sondern benötigt den Geist. Umgekehrt kann die Geistesforschung zwar als *notwendige* Bedingung für das Denken den Geist benennen, der das Denken hervorbringt. Sie kann aber die Funktionsweise des Gehirns als *notwendige* Bedingung für das Denken nicht ignorieren. Beide Erklärungen für das Denkvermögen haben ihre Berechtigung, solange sie das Gebiet ihrer jeweiligen Kompetenz nicht überschreiten.

2.2 Ida Rolfs Position

Falls Ida Rolf eine Monistin war, welche der drei Richtungen war die ihre? Betrachten wir zur Klärung dieser Frage verschiedene Äußerungen von ihr zu den Themen Physik und Metaphysik, Wesensglieder des Menschen und Psychosomatik:

Physik und Metaphysik

- „So etwas wie Metaphysik gibt es nicht. Es gibt nur Physik, die wir noch nicht verstanden haben." So Ida Rolf zu ihrem Schüler *Emmett Hutchins*. (21) An anderer Stelle drückte sie es so aus: „Alle Metaphysik ist schön und gut, aber vergewissere dich, dass du Physik als Grundlage der Metaphysik hast." (22)
- In einer Ausbildungsklasse spekulierte sie, dass mystische Erfahrungen vielleicht Ausdruck von Vorgängen auf der subatomaren Ebene seien. (23)
- Zum Phänomen Hellsichtigkeit bemerkte sie: „Hellsichtigkeits-Phänomene sind unerklärte Physik." (24) Einschränkend räumte sie allerdings andernorts ein, dass sie übersinnliche Erfahrungen nicht mit Sicherheit erklären könne. (25)

Solchen Äußerungen zufolge wäre Ida Rolf der zweiten, materialistischen Version des Monismus zuzuordnen.

Wesensglieder des Menschen

- „Die physische Persönlichkeit ist von der psychischen Persönlichkeit nicht losgelöst oder gänzlich verschieden, sondern Teil einer kovariierenden (= zusammenhängenden) psychophysischen

---

21) Emmett Hutchins, A path of personal growth and development, 1989
22) Ida Rolf, Rolfing im Überblick, S. 200
23) Ida Rolf, Tonmitschnitt
24) Francis Wenger, in: Remembering Ida Rolf, S. 202
25) Ida Rolf, Tonmitschnitt

Einheit." (26) „In der Essenz ist dies Monismus, der Glaube, dass alle Manifestation ein Ausdruck einer Substanz ist." (27)

- „Rolfing findet mittels der myofaszialen Komponenten des physischen Körpers Zugang zum Wesen der Persönlichkeit. Die Methode integriert die sogenannten ‚anderen Körper' des Menschen, die in metaphysischer Terminologie als Astralkörper und Ätherkörper und in der Sprache unserer Zeit als psychologischer, emotionaler, mentaler und spiritueller Aspekt bezeichnet werden, und versetzt sie in einen Zustand der Harmonie." (28)
- „Der dreidimensionale physische Körper ist Ausdruck des feinstofflichen Körpers." (29) Denn: „Ich glaube, dass ein Mensch viele Körper hat, einen physischen, einen geistigen, einen Energiekörper usw. ... Weiterhin glaube ich, dass diese Köper miteinander verbunden sind. Und einen zu beeinflussen, bedeutet, alle zu beeinflussen. Ich entscheide mich dafür, das in die Hand zu nehmen, was ich in die Hand nehmen kann, und das zu ändern, wissend, dass es dort nicht aufhört." (30)
- „Ihr als Rolfer habt es nicht nur mit den physischen Ebenen, dem Fleisch, zu tun, sondern auch mit den feineren Energieebenen - den übersinnlichen, vielleicht auch den spirituellen." (31)

Diese Zitate sind in Übereinstimmung mit der dritten Spielart des Monismus, dem neutralen Monismus.

Die folgenden Statements hingegen orientiert sich an der zweiten, materialistischen Version des Monismus:

- „Der physische Körper ist in gewisser Weise, die bisher nur unzureichend definiert ist, eigentlich die Persönlichkeit und nicht deren Ausdruck. Die Energieeinheit, die wir Mensch nennen, existiert in ihrer materiellen, dreidimensionalen Realität. Erst bildet sich ein Energiefeld, dann wird die materielle Substanz in Übereinstimmung mit dem Energiefeld ‚hineingelegt' ". (32)

---

26) Ida Rolf, Rolfing-Strukturelle Integration, S. 22
27) Ida Rolf, Rolfing Strukturelle Integration, S. 22
28) Interview im: Psychotherapy Handbook, zitiert nach: Rosemary Feitis, Rolfing im Überblick, S. 48
29) Ida Rolf, Tonmitschnitt
30) John Wing, Interview 25.3.2004
31) Ida Rolf, Rede auf dem Annual Meeting des Rolf Instituts 1974
32) Ida Rolf, Gravity. An Unexplored Factor In A More Use Of Human Use

- „Emotionale Zustände sind tatsächlich Reaktionen des Nervensystems und der Drüsen." (33)

In dem folgenden Ausspruch wird mit dem Körper als Teil der geistigen Seele (soul) ein Standpunkt eingenommen, welcher eher der ersten, spirituellen Version des Monismus entspricht:

- „Ich arbeite mit dem Körper, denn er ist der eine Teil der Seele (soul), den ich mit den Händen berühren kann." (34)

Ida Rolf hat sich mehrfach mit dem Thema beschäftigt, ob die Psyche die Struktur bestimmt oder die Struktur die Psyche. Während einer Unterrichts-Lecture geht sie davon aus, dass sowohl die Psyche auf die Struktur einwirkt als auch die Struktur auf die Psyche: „Dies beschreibt die somato-psychische Situation: Die primäre Schädigung betrifft den somatischen Aspekt und wirkt sich auf den psychologischen Aspekt aus. Der umgekehrte Fall kann auch eintreten, wenn das Problem auf psychologischer Ebene entsteht und die Emotionen selbst die tatsächliche Störung des physischen Flusses innerhalb des Gewebes verursachen. Auf diese Weise verändern sie tatsächlich die Struktur. Wenn sich die Durchblutung des Gewebes verändert, verändert sich auch das Gewebe selbst. " (35)

2.3 Fazit

Ida Rolf vertritt einerseits eine Spielart der dritten Version des Monismus, den psycho-physikalischen Parallelismus. Andererseits führt sie seelische und geistige Phänomene immer wieder auf materielle Ursachen zurück, vertritt also ein materielles Grundprinzip. Und nur eine Äußerung deutet an, dass der Geist das Grundprinzip sei. Offenbar konnte oder wollte sie sich nicht auf eine durchgängige Sichtweise festlegen.

Vielleicht war das der Grund dafür, dass sie die Vision hatte, es solle in Zukunft drei verschiedene Schulen Struktureller Integration geben: eine mit dem Fokus auf Biomechanik, die zweite mit dem Fokus auf Psychologie, und die dritte mit dem Fokus auf spirituelle Aspekte. (36)

---

33) Ida Rolf, in einem Entwurf der ersten zwei Kapitel des Buches: Rolfing-Strukturelle Integration

34) Jay Ruccock, SI-Practitioner

35) Ida Rolf, Tonmitschnitt

36) Nicolas French, e-mail Konversation

3. Dachte Ida Rolf holistisch?

Im Gegensatz zur Frage, ob sie monistisch dachte oder nicht, ist die Frage nach einer holistischen Sichtweise Ida Rolfs eindeutiger zu beantworten. Zwar hat sie keine durchgängige Darstellung ihrer Sicht des Holismus hinterlassen. Ihre Äußerungen, besonders zu den Prämissen ihrer Methode, lassen jedoch eine deutliche Affinität erkennen:

- In Anlehnung an *Korzybskis* Theorie der fünf Stufen von Erkenntnis (siehe S. 185 f.) postuliert sie die Gleichwertigkeit von quantitativen und qualitativen Maßstäben für Erfahrungen und die Notwendigkeit, von einem linearen Ursache-Wirkung-Denken zu einem Denken in Beziehungen fortzuschreiten. Die höchste Form der Erkenntnis sieht sie in intuitiver Wahrnehmung.
- Das Ganze ist in ihren Augen mehr als die Summe seiner Teile. Die einzelnen Elemente, in die sich ein System gliedert, das als „Ganzheit" oder „Gestalt" aufgefasst wird, werden durch die inneren Strukturbeziehungen bestimmt.
- Die Beziehungen zwischen Teilen eines Ganzen ergeben sich nicht erst sekundär als Wechselwirkung von ursprünglich Isoliertem, sondern sind Ausdruck einer primären Identität von allem. Sie vertritt die Auffassung, dass der lebende Organismus und seine strukturelle Ordnung eine Art Blaupause als Grundlage haben, nämlich die Idee oder die Gesamt-Information des Organismus. Insofern bestimmt die Struktur des Ganzen die Tätigkeit der Teile.
- Um ein Lebewesen zu erfassen, hält sie es für notwendig, dass man seine Umgebung miteinbezieht. In diesem Zusammenhang hebt sie besonders die Schwerkraft hervor.
- Es gibt eine Wechselwirkung zwischen Körper, Seele und Geist.
- Strukturelle Integration beruht auf dem Vorhandensein von Selbstheilungskräften und persönlichen Ressourcen.
- Strukturelle Integration ist eine prozessorientierte Entwicklungsarbeit, keine Therapie im Sinne einer Symptombehandlung.

4. Spiritualität und Esoterik bei Ida Rolf

4.1 Zur Begrifflichkeit von Spiritualität und Esoterik

Spiritualität ist die Suche, die unmittelbare Anschauung oder das subjektive Erleben einer geistigen Wirklichkeit. Heutzutage wird der Begriff häufig verallgemeinernd als die Suche nach Sinn- und Wertfragen des Daseins gebraucht. Eine solche Dehnung des Begriffs ignoriert jedoch den Kernbezug, nämlich die geistige Welt, und ist daher eine unbrauchbare Definition. Denn auch ein Materialist, der die Existenz einer geistigen Wirklichkeit nicht anerkennt, beschäftigt sich mit Sinn- und Wertfragen des Daseins.

Esoterik ist ursprünglich die Bezeichnung für einen inneren spirituellen Erkenntnisweg, eine spirituell-philosophische oder mystische Lehre. Das esoterische oder okkulte Wissen kann nicht durch äußere sinnliche Anschauung und äußere Verstandestätigkeit gefunden werden. Es kann aber sehr wohl durch ein vorurteilsloses Denken begriffen werden.

Dieses höhere Wissen war, im Gegensatz zu Exoterik, über lange Geschichtsepochen hinweg nur einem auserwählten Personenkreis zugänglich. Moderne Schulungswege wie etwa die Anthroposophie halten dieses Geheimhaltungsgebot im gegenwärtigen Zeitalter für nicht mehr berechtigt. Heute bestehe vielmehr die Verpflichtung, das esoterische Wissen allgemein öffentlich zugänglich zu machen, soweit es überhaupt in Worte gefasst werden kann.

So kann und muss sich heute jeder sein eigenes Urteil darüber bilden; blinder Autoritätsglaube ist in einer zeitgemäßen Esoterik völlig fehl am Platz und schädlich. Wer sich der Mühe eines ernsthaften eigenen Schulungsweges nicht unterziehen will, für den bleibt das geoffenbarte Wissen eben „geheim", d.h. esoterisch, egal wie sehr es auch exoterisch verbreitet werden mag. Wie weit man den Zugang zu diesem Wissen suchen will oder nicht, muss heute der freien Entscheidung des Individuums überlassen bleiben.

Im allgemeinen Sprachgebrauch wird das Adjektiv „esoterisch" häufig abwertend im Sinne von „unverständlich" oder „versponnen" verwendet, um Esoterik zu diskreditieren. Viele Erscheinungen einer Pseudo-Esoterik, die unseriös, konfus oder oberflächlich daherkommen, leisten dieser Diffamierung allerdings nicht unwesentlich Vorschub.

4.2 Ida Rolfs Fähigkeit übersinnlicher Wahrnehmung

Zweifelsohne konnte Ida Rolf übersinnlich wahrnehmen. Das belegen zahlreiche Berichte von Zeitzeugen.

Ein Schüler, *Nicolas French*, schilderte drei Episoden (37):

- „Sie schien ein unheimliches Gespür dafür zu haben, was ihre Schüler dachten. Manchmal kam sie zu spät zum Unterricht, und ihr Assistent, Charles Siemers, beschäftigte sich mit uns, um irgendeinen Aspekt der Arbeit zu diskutieren. Wenn sie kam, saßen wir still da, während sie es sich bequem machte. Dann griff sie das Thema auf, bei dem wir aufgehört hatten, und baute ihren Vortrag auf diesem Punkt auf. Aber wie? Keiner hatte ihr gesagt, worüber wir gesprochen hatten."
- „Ich saß etwas hinter Ida Rolf und hörte, was sie sagte. Gleichzeitig wusste ich, hörte ich geradezu, was sie als Nächstes sagen würde. Ich war erschrocken. Plötzlich stoppte sie mitten im Satz, drehte sich in ihrem Sessel um und sah mir direkt in die Augen. Sie fragte: 'Woran denkst du jetzt?' Ich stotterte herum. Sie aber sagte: ‚Hab keine Angst. Es ist nur ein Quantensprung in deiner spirituellen Entwicklung. Nichts, wovor du dich fürchten musst.' Dann drehte sie sich lächelnd um und nahm ihre Lecture mitten im Satz wieder auf."
- „Öfter rief sie zu einem anderen Studenten hinüber, dass er die wichtigste Stelle in seiner Sitzung übersehe, und offerierte die Lösung. Dabei hat sie das gar nicht sehen können, denn ihre Sicht auf die Situation war völlig versperrt."

Andere Schüler von Ida Rolf bestätigten dies aus eigener Erfahrung:

- „Sie konnte, obgleich fast erblindet, quer durch den ganzen Raum sehen, was irgendwo auf der Rolfingliege vorging. Sie sah selbst dann, wenn sie nicht in diese Richtung schaute." (38)
- „Als wir in Philadelphia für fünf Wochen an einer Dissektion menschlicher Leichen teilnahmen, wollten wir Ida Rolf unsere Arbeit zeigen. So wurde sie im Rollstuhl hereingefahren. Wir hatten

---

37) *Nicholas French, in: Structural Integration, Juli 2018*

38) *Jan Sultan, e-mail Konversation; June Schwartz, in: Remembering Ida Rolf, S. 124*

gerade einen Kopf bearbeitet. Sie schaute nur auf die Oberseite des Kopfes, den Wirbel der Haare und beschrieb den ganzen Rest des Körpers, Rotationen usw. von Kopf bis Fuß. (39)

- Im Dezember 1973 besuchte *Bill Williams,* ein Schüler Ida Rolfs, seinen Freund und dessen Cousin in San Francisco. Sie waren in einem kalten Wetter auf den Straßen unterwegs. Alle drei trugen Mäntel. Sie begegneten dabei Ida Rolf. Als Williams seine Begleiter vorstellte, sah Ida Rolf nur den Cousin an. Völlig unvermittelt fragte sie ihn: ‚Wie heilt dein Blinddarm?' Der Cousin antwortete: ‚Es geht mir gut, Danke.' Was bis zu dem Zeitpunkt die andern beiden nicht wussten, war, dass der Cousin vor kurzem eine Blinddarm-OP hatte.
  Alle gingen anschließend essen und Williams fragte Ida Rolf, wie sie davon wissen konnte. Ihre Antwort war: ‚Nun, wenn ich einen guten Rapport spüre mit jemandem, habe ich oft einen gewissen Sinn dafür, wie er sich in seinem Körper fühlt. Und ich spürte ein Dehnen und Ziehen in seinem rechten Unterbauch. So war die beste Vermutung eine kürzliche Entfernung des Blinddarms.' " (40)
- Dass dies häufig vorkam, berichtet *Sharon Wheeler*, ein anderer Schüler: „Bei Klienten konnte sie oft sehen, in welchem Alter ein Unfall passiert war und um was für einen Unfall es sich gehandelt hatte." (41)

Sie selbst behauptete, keinerlei übersinnliche Fähigkeiten zu haben: „Manchmal beklagte sie, dass sie keinerlei hellseherische Fähigkeiten habe wie einige ihrer Freunde. Wir mussten darüber lächeln, weil wir das Gegenteil erlebt haben." So *Nicolas French*, der – wie oben geschildert – mehrfach das Gegenteil erlebt hatte. (42)

---

39) Louis Schultz, in: Jahrbuch der IASI, 2006

40) Bill Williams, in: IASI Jahrbuch 2005

41) Sharon Wheeler, in: Structural Integration, Juli 2015

42) Nicolas French, in: Structural Integration, Juli 2018

4.3 Ida Rolfs Einstellungen

Leider fehlt uns von ihr eine zusammenhängende Schilderung ihrer spirituellen Überzeugungen. Wie bereits erwähnt (siehe S. 192), war sie in diesen Fragen sehr zurückhaltend, weil sie unsicher war, wieviel diesbezügliche Inhalte sie ihren Lesern oder Zuhörern zumuten konnte. Am ehesten äußerte sie sich gegenüber einzelnen Menschen. So sind wir auf diese Äußerungen sowie andere schriftliche und mündliche Bemerkungen von ihr angewiesen.

Anhand verschiedener Stichworte sollen diese Quellen näher in Augenschein genommen werden.

Metaphysik - Spiritualität - Geist – Religion - Gott

- Zum Verhältnis Physik – Metaphysik siehe S. 197
- „Ich hasse es, das Wort ‚spirituell‘ zu benutzen, weil mir klar ist, dass ich nicht weiß, was es bedeutet.” (43)
- Während des Unterrichts führte sie einmal aus: „Wir sind nicht bereit, uns damit zufrieden zu geben, etwas einfach als ‚Geist‘ zu bezeichnen. Wir haben uns lange genug mit dieser religiösen Sache aufgehalten, jetzt müssen wir zu einer anderen Sache übergehen, die uns mehr Licht bringt. Sagen Sie nicht, dass daran etwas falsch war, genauso wenig wie ich sagen würde, dass an Newton etwas falsch war. Das religiöse Konzept des Geistes leistete für die Menschen jener Zeit großartige Arbeit. Eine viel bessere Arbeit - sagen Sie niemandem, dass ich das gesagt habe - als wir es heute tun. Denn damals gab es mehr Menschen, die daran interessiert waren, dass mehr Geist für sie arbeitet, und die mehr religiös orientiert waren, als es heute der Fall ist.” (44)
- Merkwürdigerweise gebrauchte sie ab und zu den Begriff Gott („die Gnade Gottes”, „der gute Gott”). Beispielsweise stellte sie klar, dass - so hart sie auch daran gearbeitet habe, ihre Methode zu kreieren – diese niemals zustande gekommen wäre ohne Gottes Hilfe. (45)

Wir sehen: Mit dem Begriff spirituell hatte Ida Rolf das Problem, nicht zu wissen, was sie darunter verstehen soll. Einen religiös

---

43) Ida Rolf, Rolfing im Überblick, S. 118

44) Ida Rolf, Tonmitschnitt

45) Nicholas French, e-mail Konversation, 7.3.2002

gefärbten Geist-Begriff wusste sie wohl zu würdigen, forderte aber ein neues Verständnis dafür. Ohne allerdings weiter auszuführen, was sie damit meinte. Abgesehen von der Erwähnung Gottes scheint sie also nicht viel von Spiritualität gehalten zu haben.

Wesensglieder des Menschen, Reinkarnation und Karma

Diese Stichworte fördern jedoch ein ganz anderes Bild zutage:

- Zum Thema Wesensglieder des Menschen siehe S. 198 f.
- Einmal bezeichnete sie in einer Ausbildungsklasse Reinkarnation als eine Spekulation. (46)
- Die Heilerin *Rosalyn Bruyere*, welche von Ida Rolf behandelt wurde und an einem Forschungsprojekt über Strukturelle Integration beteiligt war, berichtete hingegen, dass Ida Rolf Reinkarnation und Karma ernst genommen habe. Beiden sei klar geworden, dass sie sich in einem früheren Leben in China schon einmal begegnet seien. (47)
- Eine im Unterricht gemachte Bemerkung deutet in dieselbe Richtung: „In meiner nächsten Inkarnation weiß ich über (...) vielleicht mehr." (48)
- *Jason Mixter* gegenüber äußerte Ida Rolf, als sie an Krebs erkrankt war, sie würde keinen noch so guten Heiler aufsuchen. Denn: „Ich habe meinen Auftrag hier abgeschlossen. Ich möchte nur wissen, was meine nächste Aufgabe ist." (49) Mit dieser Bemerkung spielte sie offenbar auf ihr Karma im nächsten Leben an.
- Von Karma war dementsprechend wohl auch die Rede, als sie sagte, ihre Mission sei, diese Arbeit zurück auf die Erde zu bringen und sicherzustellen, dass sie überlebt und diesmal auf der Erde bleibt" (50)
- „Diese Arbeit zu tun verändert das eigene Karma". (51)
- Eine Geschichte, die Ida Rolf ihrem Schüler *Emmett Hutchins* erzählt hat, geht so: Mit einer Freundin stand sie bei Ruinen in Ägypten (als junge Frau oder in den 1960er Jahren). Ihre Freundin sagte: „Weißt du, ich bin hier schon einmal gewesen. Hier war

---

46) *Ida Rolf, Tonmitschnitt*

47) *Gael Rosewood, in: Structural Integration, Juli 2015*

48) *Ida Rolf, Tonmitschnitt*

49) *Jason Mixter, in: Remembering Ida Rolf, S. 193*

50) *Deborah Weidhaas, e-mail Konversation, 3.2.2009*

51) *Louis Schultz, Schüler von Ida Rolf, Konversation 1977*

eine Bank, ein Ausschank." Sie zählte weitere Einzelheiten auf und zeigte jeweils auf die entsprechenden Stellen. Ida Rolf wollte dem nachgehen und besuchte ein nahegelegenes Museum, wo es Originalzeichnungen dieses Hofraums gab. Und tatsächlich waren die aufgezählten Dinge auf der Zeichnung zu sehen. (52)

Die Entstehungsgeschichte der Strukturellen Integration

Die biografische Skizze Ida Rolfs und das Kapitel über die Menschen, die sie beeinflusst haben, geben sozusagen die Außenseite der Entwicklungsgeschichte der Strukturellen Integration wieder. Es gibt aber offenbar noch eine Innenseite. Diese reicht weit in die Menschheitsgeschichte zurück, besonders in das Alte Ägypten, und hat eine esoterische Färbung:

- Während des Unterrichts sagte sie: Die Methode wäre – ungeachtet ihrer harten Arbeit - niemals zustande gekommen ohne die Hilfe Gottes. (53)
- Dem Körperpsychotherapeuten *Hector Prestera* gegenüber hat sie angegeben, dass sich das Rolfing nach und nach entwickelt habe. Sie habe angefangen und dann seien die Informationen aus einer tieferen, kosmischen Verbindung zu ihr gekommen. (54)
- Einmal wurde sie gefragt, wie sie ihre Arbeit erfunden habe. Sie schaute erstaunt und antwortete nachdrücklich, dass sie das Werk nicht erfunden habe, sondern dass es etwas, das für die menschliche Entwicklung so wichtig sei, auf die eine oder andere Weise schon immer gegeben habe. (55) (Siehe auch eine entsprechende Bemerkung von ihr auf S. 205) Ihrem Schüler Peter Melchior sagte sie, dass Rolfing mindestens 3000 Jahre alt sei. (56)
- Ihr Schüler *Jan Sultan* berichtet von Bemerkungen Ida Rolfs, die besagen, dass sie eine Art Eingebung oder Einsicht hatte, dass dieses Werk als Teil der Initiation von Priesterschülern im alten Ägypten verwendet worden sein könnte. (57) Bemerkenswert in diesem Zusammenhang: Sie empfahl ihren Schülern die Lektüre des Buches „The Temple in Man" von *René A. Schwaller de Lubicz*, einem Mathematiker und spirituellen Ägyptologen.

---

52) Emmett Hutchins, e-mail Konversation
53) Ida Rolf, Tonmitschnitt
54) Hector Prestera, in: Remembering Ida Rolf, S. 59)
55) Nicholas French, in: Structural Integration, Juni 2014
56) Runa Gustaffsson, in: Rolf Lines, März 2019
57) Jan Sultan, in: Structural Integration, September 2016

- Ida Rolf hatte eine Astrologin, *Diane Clark*. Der Rolfer *Nicholas French* hat später Frau Clark behandelt. Diane Clark berichtete ihm, dass Dr. Rolf ihr gegenüber geäußert habe, dass Rolfing vom alten Ägypten herstamme. (58)
- Ida Rolf spielte häufig auf Ägypten an. So äußerte sie einmal während des Unterrichts: „Seit den Tagen der Ägypter gab es schon immer Menschen, die Wert darauf legten, zu verstehen, wie man seinen Körper am effektivsten einsetzt." (59) Vielfach wies sie auch darauf hin, dass die Menschendarstellungen im Alten Ägypten eine in ihrem Sinne optimale Körperstruktur darstellten: „Es gibt in der Welt verschiedene Vorstellungen von einem Gleichgewicht (des Körpers, HGB). Wir definieren eine Vorstellung, die über Jahrhunderte hinweg nicht mehr vorgebracht wurde. Ich vermute, dass diese Vorstellung zur Zeit der alten Ägypter bekannt gewesen ist." (60)

Übersinnliche Wahrnehmung – Mystische Erfahrungen - Auralesen - Astrologie - Geistheilen –- Pendeln

Gibt es esoterische Praktiken, die von Ida Rolf positiv gesehen oder von ihr sogar eingesetzt wurden?

- Zum Thema übersinnlicher Wahrnehmungen schreibt sie, dies sei „ein weiterer Aspekt der menschlichen Persönlichkeit, der in unserer Zeit meist nur latent vorhanden ist". (61) Siehe auch S.197.
- Zum Thema mystischer Erfahrungen siehe S. 197
- „Ich möchte, dass ihr seht, was mit den Energiefeldern in und um einen Menschen passiert, wenn ihr seine Struktur ordnet, und wie sich sein Verhalten parallel zu dieser Energieveränderung verändert. (...) Dies sind alles Richtungen, in die wir gehen sollten und müssen, wenn wir das erfüllen wollen, was ich mir als unsere Bestimmung vorstelle. Um sich auf diese Reise zu begeben, müsst ihr eure Vorstellungskraft erweitern. Es gibt keine Grenzen für das unendliche Gebiet, in das dies führt. (...) Und möglicherweise enden wir damit, dass wir alle hinausgehen und Auren sehen." (62)

---

58) Nicholas French, in: IASI Jahrbuch 2006

59) Ida Rolf, Tonmitschnitt

60) Ida Rolf, Rolfing im Überblick, S. 76 f.

61) Ida Rolf, Rolfing-Strukturelle Integration. Wandel und Gleichgewicht der Körperstruktur, S. 304

62) Ida Rolf, Ansprache beim Annual Meeting des Rolf Instituts 1974

Und im Unterricht äußerte sie einmal, es gebe Menschen, die könnten „Löcher in der Aura sehen". (63)

- 1978 begegnete Ida Rolf der oben bereits erwähnten Astrologin *Diane Clark* und ließ sich von ihr ein Horoskop erstellen. Sie äußerte gegenüber Clark: „Obwohl ich weiß, dass an der Astrologie viel Wahres dran ist, habe ich Schwierigkeiten mit der Art und Weise, wie sie heutzutage praktiziert wird." Was genau sie damit meinte, blieb unklar. Sie meinte nur: „Ich denke, wir brauchen ein anderes System." (64)

  Der Kardiologe *Dr. Donald MacDonald* wurde von Ida Rolf in Esalen ausgebildet. Er berichtet, dass sie damals gemeinsame Ausflüge unternommen hätten und sich dabei u.a. über Astrologie unterhalten hätten. (65)

- Ida Rolf hatte enge Kontakte zu einigen Geistheilern. In den 1970er Jahren entschied sie sich für Boulder (Colorado/USA) als Ort des Rolf Instituts, weil ein Geistheiler ihr dazu riet. (66)

- *Emmett Hutchins* fragte Ida Rolf einmal: „Wenn ich meinen Klienten in einer Zimmerecke stehen habe und durch eine Art magisches Wort oder durch das Senden von Schwingungen seine Struktur organisieren könnte, kann man das Rolfing nennen?" Nach einer kurzen Pause bejahte sie die Frage. (67)

- In Unterrichtsklassen verwendete sie einige Male ein Pendel. *Tom Myers* erzählt von einer dieser Gelegenheiten: In ihrer letzten Fortgeschrittenen-Klasse 1978 während der Morgenpause hat jemand ein Pendel mitgebracht. Tom Myers lag auf einer Liege, sie ließ das Pendel über jedem seiner Organe schwingen. Als *Ron Thompson* mit seiner Kamera kam, verschwand das Pendel ganz schnell in ihrer Hand. Niemand sollte sie mit einem Pendel in der Hand fotografieren. Myers meint, sie wollte zeigen, dass es mehr als das Sichtbare gibt. (68)

---

63) *Ida Rolf, Tonmitschnitt*

64) *Diane Clark, in: Structural Integration, März 2009*

65) *Dr. Donald MacDonald, in: Structural Integration, März 2009*

66) *Michael Salveson, in: Structure-Function-Integration, März 2019*

67) *Emmett Hutchins, e-mail Konversation, 9.9.2000*

68) *Tom Myers, e-mail Konversation*

Esoterische Schulen

Wir wissen, dass sich in ihrer Bibliothek Werke des *Taoismus* und der *Theosophie* befanden. Sie bemerkte auch einmal, dass die Schulungswege des Okkultismus ein gangbarer Weg zur persönlichen Transformation seien.

Zwei spirituellen Schulen ist sie in ihrem Leben sehr nahegekommen: dem Vierten Weg von Gurdjieff und dem Tantra-Yoga. Sie hat sich aber nie vollständig mit einer dieser Richtungen verbunden. Es ist allerdings bezeichnend, dass beide Schulen dem Körper eine Bedeutung für den spirituellen Schulungsweg zuerkennen.

Deshalb verwundert es nicht, wenn sie schreibt: „Menschen, die in erster Linie danach trachten, diese Fähigkeiten (übersinnlicher Wahrnehmung, HGB) zu vervollkommnen, übersehen häufig, dass ihre übersinnlichen Kräfte am optimalsten durch einen physischen Körper unterstützt werden, dessen Sensitivität und Robustheit gewährleisten, dass sich übersinnliche Phänomene auf natürliche Art und Weise ergeben können. Ein stabiles Fasziensystem spielt bei der Kanalisierung übersinnlicher Kräfte eine wesentlich größere Rolle als normalerweise angenommen wird." (69)

Andererseits äußerte sie einmal: „Spiritualität ist eigentlich nicht unsere Sache. Wir arbeiten an materiellen Dingen auf materielle Art und Weise." (70)

Ergänzend sei an dieser Stelle auch das EST-Training von *Werner Erhard* (Abb. 3.4 auf S. 173) erwähnt. In den Unterrichtsklassen sprach sie mehrfach über Erhards Seminare. Sie selber hatte daran teilgenommen und empfahl es jedem Rolfer.

Ziel des Seminars war es, den Teilnehmern zu ermöglichen, vom Streben nach Zufriedenheit weg zu der Erfahrung zu kommen, im gegenwärtigen Moment zu sein und sich selbst als Ganzes und Vollständiges zu erleben. Auf dem Weg dorthin galt es, sich aus der Verstrickung in die Vergangenheit zu befreien und Verantwortung zu übernehmen. Obwohl das Seminar nicht explizit darauf abzielte, berichten Menschen, die sich vorher als radikale Materialisten verstanden hatten, durch das Seminar einen Zugang zur Realität des Geistes gefunden zu haben.

---

69) Ida Rolf, Rolfing-Strukturelle Integration. Wandel und Gleichgewicht der Körperstruktur, S. 304

70) Nicholas French, e-mail Konversation, 7.3.2002

4.4. Fazit

Wir können davon ausgehen, dass Ida Rolf übersinnliche Erfahrungen/Wahrnehmungen hatte.

Was wir nicht wissen: Hat sie in ihrem Leben einen persönlichen spirituellen Schulungsweg verfolgt? Ihre Teilnahme an einer spirituell orientierten Tantra-Yoga-Gruppe bei *Pierre Bernard* sowie ihre mehrjährige Kursteilnahme bei *John G. Bennett* als Vertreter des „Vierten Weges" von *G. Gurdjieff*, möglicherweise auch ihre Aufenthalte in Ägypten – all das spricht dafür. Eine letzte Gewissheit gibt es jedoch nicht.

Mit esoterischen Inhalten ging sie unterschiedlich um. In manchen Einzelthemen wie der Frage, ob es Reinkarnation und Karma gibt, positionierte sie sich eindeutig zustimmend. Ansonsten finden wir jedoch eher Widersprüche und Unklarheiten. Irritierend ist besonders, dass bei ihr immer wieder eine Ambivalenz aufscheint zwischen Spiritualität und esoterischem Gedankengut einerseits und einer Reduktion spiritueller Phänomene auf materialistische Interpretationen andererseits.

Was bestimmte esoterische Praktiken angeht: einigen vertraute sie (Geistheilung, Auralesen), anderen brachte sie jedoch auch skeptische Vorbehalte entgegen (Astrologie).

Ein rätselhaftes Kapitel bleibt die Innenseite der Entstehungsgeschichte ihrer Methode. Neben der Arbeit, die sie selbst dazu beigetragen hat, beruft sie sich auf Informationen aus einer „tiefen, kosmischen Verbindung" und Gottes Hilfe. Außerdem ist sie überzeugt, dass es so etwas wie die Strukturelle Integration schon in sehr alten Zeiten, jedenfalls im Alten Ägypten, gegeben habe. Sie habe es quasi nur wiederentdeckt. Genaueres erfahren wir dazu nicht. Handelt es sich hier um Fantasien, Einbildungen? Das ist kaum anzunehmen bei einer Person, die so sehr mit beiden Beinen auf dem Boden stand, eigene Wissenslücken freimütig eingestand und eine kritisch-selbstkritische Naturwissenschaftlerin war.

5. Wanderin zwischen den Welten

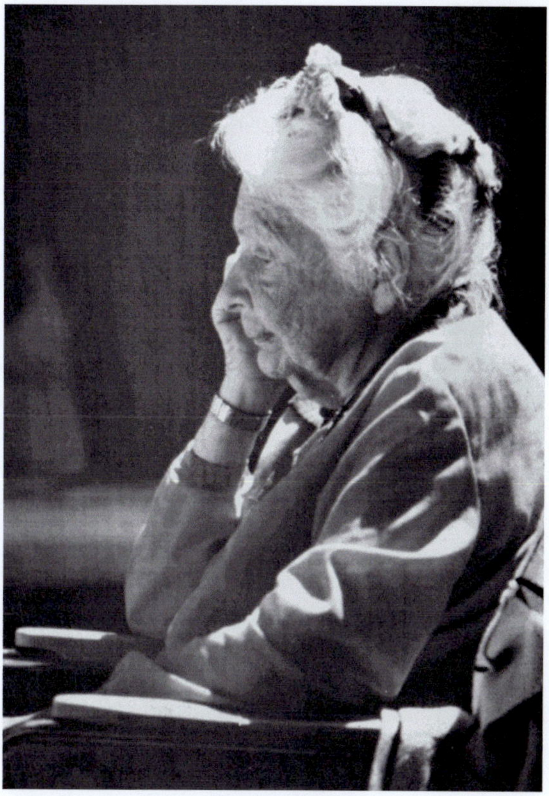

Abb. 3.15

Man übertreibt nicht, wenn man Ida Rolf ein Genie nennt. Indem sie Dinge zusammendachte, die vorher nicht oder nur getrennt voneinander gesehen wurden, gelang es ihr, eine Körperpädagogik bzw. -therapie mit unerschöpflichem Potential zu erschaffen.

Weltanschaulich dachte sie holistisch und monistisch. Dabei hatte sie einen Fuß in der materialistischen Version des Monismus und den anderen in den nichtmaterialistischen Versionen.

Die sich daraus ergebenden Widersprüche können nur zum Teil mit einer bewusst gewählten pädagogischen Kommunikationsweise oder dem jeweiligen Kontext ihrer Äußerungen erklärt werden.

Das Problem liegt tiefer. Sie war als Naturwissenschaftlerin einerseits und spiritueller Mensch andererseits nicht in der Lage, beide

Herangehensweisen an die Wirklichkeit schlüssig und harmonisch miteinander zu verbinden. Was man bei ihr vermisst, sind eine konsistente Erkenntnistheorie und Wissenschaftsmethode. So gelang ihr kein tragfähiger Brückenschlag zwischen moderner Naturwissenschaft und Wissenschaft vom Geist.

Vielleicht hat sie über verschiedene Fragen einfach keine innere Klarheit gewinnen können. Sie selbst erwähnte ja des Öfteren in aller Offenheit, dass sie über bestimmte Dinge nicht kompetent urteilen könne. Außerdem muss man bedenken, dass sie sich als ausgesprochen praktischer Mensch verstand, der all seine Energie in die Verwirklichung einer Vision verwenden musste, um durchzudringen.

Tom Myers sagte über Ida Rolf: „Im Grund ihres Herzens war sie ein spiritueller Mensch, ein inspirierter Lehrer." (71) Das ist wahr. Wahr ist aber auch, dass sie eine suchende Wanderin zwischen den Welten war. Diese Tatsache verleiht ihrem ansonsten erfüllten Leben eine gewisse Tragik. Man kann diesen Umstand aber auch als Teil ihres Vermächtnisses begreifen und als eine Aufgabe der Zukunft aktiv ergreifen.

---

71) Tom Myers, e-mail Konversation, 30.6.2002

V. Das Vermächtnis

Die Weiterentwicklung der Methode der Strukturellen Integration

In den Jahrzehnten nach Ida Rolf Tod konnten viele offene Fragen zur Funktionsweise der Strukturellen Integration beantwortet werden. Auch auf der praktischen Ebene wurden enorme Fortschritte erzielt. Es konnte eine strategische Systematik des Vorgehens formuliert werden. Das Spektrum manueller Techniken hat sich enorm erweitert und der Aspekt der Bewegungsarbeit gewann an Substanz und Vielfalt. Einzelne Personen sind hier besonders zu erwähnen:

- *Jan Sultan*, *Michael Salveson* u.a. entwickelten das Konzept der Prinzipien Struktureller Integration.
- *Robert Schleip* u.a. brachten die Faszienforschung international voran mit vielen positiven Ergebnissen.
- *Hans Flury* entwarf eine Strukturtypologie sowie eine Bewegungslehre und -praxis, die auf den Prämissen von Ida Rolf aufbauen.
- *Tom Myers* bereicherte mit dem Konzept der „Myofascial Trains" die Strukturanalyse.
- *Hubert Godard* erweiterte die Bewegungsarbeit um wesentliche Aspekte, z.B. die Rolle des Raums.
- Durch *John Upledger* u.a. wurde die craniosacrale Arbeit als eine zusätzliche Technik eingebracht, und *Peter Schwind* förderte – bezugnehmend auf den Osteopathen *Jean-Pierre Barral* - die Integration viszeraler Aspekte und Techniken.
- *Peter Levine*, ein Pionier der Trauma-Therapie, vermittelte vielen Praktikern ein theoretisches und praktisches Rüstzeug für den Umgang mit diesem Thema.

Im Laufe der Zeit entstanden neben dem Dr. Ida Rolf Institute eine Reihe weiterer Schulen mit unterschiedlichen Schwerpunktsetzungen.

Der Einfluss in der Gesellschaft

In vielen Ländern hat sich die Methode kontinuierlich ausgebreitet. Die Anzahl der Praktizierenden hat sich vervielfacht. Dies ist allerdings mehr der Effizienz der Methode und der Qualität der Praktizierenden geschuldet als einer professionellen Öffentlichkeitsarbeit, denn eine solche gab es nicht. Nach wie vor finden die meisten Klienten zur Strukturellen Integration durch Mund-zu-Mund-Propaganda oder durchs Internet.

Tatsächlich ist es so, dass die Aufmerksamkeit, welche die Strukturelle Integration in den ersten 20 Jahren nach dem Ableben von Ida Rolf zuteilwurde, erheblich nachgelassen hat. In Esalen, wo die Blüte der Methode dazumal aufging, wissen junge Leute heutzutage nicht, warum es einen Raum mit dem Namen „Rolf" gibt und was Strukturelle Integration ist. Bei inzwischen stattfindenden wissenschaftlichen Fachkongressen über Faszien ist zu beobachten, wie das Wissen über Faszien mit jedem weiteren Kongress zunimmt und das Wissen über Ida Rolf und die Strukturelle Integration abnimmt. (72) War es noch Ende der 1990er Jahre möglich, dass im führenden deutschen Organ der Physiotherapie ein längerer Beitrag über die Strukturelle Integration erschien, wäre dies heute undenkbar. Dort ist man inzwischen voll auf der Linie einer „evidenzbasierten" Therapie. Und im Gegensatz zu den 1980er Jahren weiß heute kaum noch ein Physiotherapeut, was Strukturelle Integration ist.

Sicher, einiges vom Gedankengut der Begründerin ist in die Welt der akademischen Wissenschaften eingesickert. Das Engagement des Rolfers und Faszienforschers *Robert Schleip* traf auf Wissenschaftler, die ebenfalls das Thema Faszien für sich entdeckt hatten. Die Faszienforschung nahm an Fahrt auf und wirkt inzwischen bis in die breite Öffentlichkeit. Es ist ein regelrechter Faszien-Hype entstanden, Praktizierende anderer Richtungen der Körperarbeit, Ärzte, Yogalehrer usw. sind auf diesen Zug aufgesprungen.

Allenthalben wird Faszienbehandlung oder -training angeboten, aber ohne eine ausgefeilte Strukturanalyse, sodass die jeweilige *individuelle* Körperstruktur von Menschen kaum berücksichtigt wird. Relevanz und Nutzbarmachung der Schwerkraft ist ein weiterer Eckpfeiler von Ida Rolfs Ansatz, den man dabei meist vermissen muss.

Außerdem wird in der Regel verschwiegen, dass man auf den Schultern von *Still*, *Sutherland* und *Rolf* steht, dass Praktiker der Osteopathie und der Strukturellen Integration seit Jahrzehnten mit den Faszien arbeiten. Stattdessen tut man so, als ob man erst jetzt die Relevanz und die Möglichkeiten der Faszienarbeit entdeckt habe.

---

72) Tom Myers, Offener Brief vom 8.5.2015

Diese missliche Entwicklung hätte vermieden werden können, wenn diejenigen Faszienforscher, welche selbst die Strukturellen Integration praktizieren, die akademische und öffentliche Aufmerksamkeit in angemessener Weise auf ihre Profession und Ida Rolfs Pionierarbeit gelenkt hätten.

Unverständlicherweise besteht innerhalb von Teilen der Community der Strukturellen Integration eine Tendenz, diese Schattenseiten der Entwicklung zu verdrängen und die Tatsache zu ignorieren, dass ihre Methode mit der an sich positiven Popularisierung der Faszien eines ihrer Alleinstellungsmerkmale verloren hat, ohne selbst davon profitieren zu können.

Zumal - zeitlich parallel - Methoden wie die Homöopathie, die anthroposophische Medizin und eben auch die Strukturelle Integration, die sich als komplementär zur gängigen Medizin verstehen, zunehmend vom Mainstream der akademischen Wissenschaft angegriffen werden – unterstützt durch einflussreiche Medien, die versuchen, diese Methoden zu diskreditieren.

In Reaktion darauf versuchen einige Vertreter der Community durch Unterwerfung unter die Dominanz reduktionistischer Wissenschaft „anschlussfähig" zu werden. Um dies zu erreichen, werden zum einen Prämissen der Methode wie der Holismus, die Rolle der Schwerkraft und die Bedeutung der Struktur zur Disposition gestellt oder einfach nicht erwähnt, etwa in Beiträgen zu Fachbüchern.

Die Zukunft

Was wird aus dem Vermächtnis von Ida Rolf werden? Ich sehe zwei mögliche Szenarien:

Erscheinungen wie z.B. der Faszienhype zeigen, dass es möglich ist, ein charakteristisches Merkmal der Strukturellen Integration aus dem Gesamtkontext der Methode herauszulösen. Wenn sich die gleiche Entwicklung für die anderen Alleinstellungsmerkmale wiederholt, geht das Bewusstsein über die Notwendigkeit des Gesamtzusammenhangs dieser Merkmale verloren. Der holistische Anspruch und die prozessorientierte Arbeit mit den Menschen bleiben auf der Strecke. Eine derartige Entwicklung, gepaart mit den geschilderten Angriffen von außen und mangelndem Selbstbehauptungswillen der Community, könnte dazu führen, dass die Schulen der Strukturellen Integration nur noch - oder wieder - eine unbedeutende Randexistenz führen.

Im zweiten Szenario hat das erste Szenario nur eine vorläufige Geltung. Wenn sich nämlich der begonnene Paradigmenwechsel (siehe S. 4) fortsetzten sollte, gewänne die Strukturelle Integration neben anderen Methoden der Salutogenese und der komplementären Medizin doch noch den gebührenden Stellenwert in der Gesellschaft. So wie die Dinge liegen, ist mit diesem Szenario aber erst in ein oder zwei Generationen zu rechnen.

Damit das zweite Szenario Wirklichkeit wird, stellen sich der Community meines Erachtens folgende Aufgaben:

1. Die Alleinstellungsmerkmale werden gepflegt und gebührend herausgestellt, sowohl intern als auch in der Außendarstellung.
2. Der Prozess kreativer Weiterentwicklung der Methode wird fortgesetzt.
3. Parallel dazu wird eine kongruente wissenschaftliche Erkenntnismethode erarbeitet, die sowohl analytisch als auch synthetisch ist. Phänomenologie und Goetheanismus könnten vielversprechende Ansätze sein.
4. Darauf aufbauend werden Wirkweise und Effizienz der Strukturellen Integration durch eigene Forschungsprojekte dokumentiert.
5. Die verschiedenen Schulen Struktureller Integration arbeiten – bei aller Diversität – in wechselseitiger Wertschätzung gleichberechtigt zusammen, sowohl verbandspolitisch als auch in die Gesellschaft hinein.
6. Tendenzen zur Bürokratisierung der eigenen Verbände und zur Verschulung der Ausbildung durch allzu reglementierende Curricula werden vermieden bzw. korrigiert.
7. Die Diskussion unterschiedlicher Sichtweisen auf die Methode wird gefördert und nicht zensiert - etwa in den verbandsinternen Periodika.

1965 befürchtete Ida Rolf, dass die Strukturelle Integration mit ihr sterben könnte. Glücklicherweise ist es nicht dazu gekommen. Und es bleibt die Hoffnung, dass es sich trotz der gegenwärtig eher skeptisch stimmenden Aussichten um eine Idee handelt, „deren Zeit gekommen ist".

Literatur

Strukturelle Integration

Hans Georg Brecklinghaus, Rolfing - Strukturelle Integration Was die Methode kann, wie sie wirkt und wem sie hilft, Freiburg 2022

Hans Georg Brecklinghaus, Handbuch für Strukturelle Integration, , Freiburg (Bislang sind erschienen: die Bände 1-5)

Hans Georg Brecklinghaus, Rolfing - Strukturelle Integration für Kinder und Jugendliche, Freiburg 2005

Hans Georg Brecklinghaus, Beweglich im Alter durch Rolfing - Strukturelle Integration, Freiburg 2017

Hans Georg Brecklinghaus, Rolfing-Movement. Die Praxis für den Alltag, Freiburg 2021

Hans Flury, Die neue Leichtigkeit des Körpers, München 1995

Don Johnson, Rolfing und die menschliche Flexibilität, Essen 1980

Peter Schwind, Alles im Lot. Eine Einführung in die Rolfing-Methode, München 2001

Paradigma und Prämissen

Ludwig von Bertalanffy, General Systems Theory, New York 1968

Mario Betti, Zwölf Wege, die Welt zu verstehen, Stuttgart 2001

Martin Bischof, Biophotonen. Das Licht in unseren Zellen, Frankfurt/M. 1995

Erich Blechschmidt, Ontogenese des Menschen. Kinetische Anatomie, 2022

Frank Capra, Wendezeit. Bausteine für ein neues Weltbild, München 1988, S. 97-103

William Day, New Physics, Cambridge (MA/USA) 2000

Julien Offray de La Mettrie, Der Mensch eine Maschine, 1747

Hans-Peter Dürr (Hrsg.), Rupert Sheldrake in der Diskussion, Bern München Wien 1997

Friedrich Edelhäuser / Ruth Richter / Georg Soldner (Hrsg.), Goetheanismus und Medizin, Dornach 2022

Ralph Waldo Emerson, The Conduct of Life, 1860

Lewis Carroll Epstein, Relativitätstheorie anschaulich dargestellt; Basel-Berlin 1983

Hans Flury (Hrsg.), Notes on Structural Integration, Zürich 86/1, 87/1, 88/1, 89/1, 90/1, 91/1, 92/93

H .von Foerster, Sicht und Einsicht, Braunschweig 1985

Herbert Fröhlich (Hrsg.), Biologische Kohärenz und Reaktion auf externe Stimuli, Berlin-Heidelberg-New York 1988

Willi Harder, Physics For Rolfers; in: Notes on Structural Integration, 89/1

Walter Heitler, Naturwissenschaft ist Geisteswissenschaft, Zürich 1972

Peter Heusser, Goethes Beitrag zur Erneuerung der Naturwissenschaften, Bern 2000

Peter Heusser, Anthroposophie und Wissenschaft. Eine Einführung, Dornach 2016

Peter A. Huijing / Peter Hollander / Thomas W. Findley / Robert Schleip (Hrsg.), Fascia Research II, München 2009

Peter A. Huijing / Robert Schleip / Thomas W. Findley / Leon Chaitow (Hrsg.), Fascia. The Tensional Network of the Human Body, London 2012

Gerald Kahan, $E = mc^2$. Einsteins Relativitätstheorie; Köln 1994

Reiner Kakuska (Hrsg.), Andere Wirklichkeiten, München 1986

Helmut Kiene, Komplementärmedizin – Schulmedizin. Der Wissenschaftsstreit am Ende des 20.Jahrhunderts, Stuttgart 1994

Felix Kuhn, Die Struktur wissenschaftlicher Revolutionen, Berlin 1996

Jennette Lee, This Magic Body, 1946

Ernst Lehrs, Mensch und Materie. Ein Beitrag zur Erweiterung der Naturerkenntnis nach der Methode Goethes, Frankfurt a.M. 1987

Humberto Maturana, Erkennen. Die Organisation und Verkörperung der Wirklichkeit, 1982

Werner Merker, Die Wissenschaft des Lebendigen. Vom mechanischen zum organischen Denken, Amerang 2017

Siegfried Mollier, Plastische Anatomie. Die konstruktive Form des menschlichen Körpers, Berlin 1924

Tom Myers, Architectural Models and the Human Frame, London 1986

Gael Ohlgren / David Clark, Natural Walking; in: Rolf Lines, März 1995

James L. Oschman, Energy Medicine in Therapeutics and Human Performance, Amsterdam 2005

James L. Oschman / Nora H. Oschman, Matter, Energy, and the Living Matrix; in: Rolf Lines, October 1993

James L. Oschman / Nora H. Oschman, Continuum in Natural Systems, Dover 1995

James L. Oschman, Energy Medicine. The Scientific Basis, Edinburgh-London-New York 2000

Herbert Pietschmann, Aufbruch in neue Wirklichkeiten, Stuttgart 1997

Alfred Pischinger, Das System der Grundregulation, Heidelberg 1990

Neil Postman, Keine Götter mehr – Das Ende der Erziehung, 1995

Johannes W. Rohen, Eine funktionelle und spirituelle Anthropologie, Stuttgart 1909

Johannes W. Rohen, Morphologie des menschlichen Organismus, Stuttgart 2000

Robert Schleip, Fascial Plasticity. A new neurobiological explanation, in: Journal of Bodywork and Movement Therapies, 2003

Robert Schleip / Jan Wilke (Hrsg.), Fascia in Sport and Movement, London 2021

R. Louis Schultz / Rosemary Feitis, The Endless Web. Fascial Anatomy and Physical Reality, Berkeley 1996

Peter Schwind, Faszien. Gewebe des Lebens, München 2014

Rupert Sheldrake, Das Gedächtnis der Natur, München 1993

Rudolf Steiner, Konferenzen mit den Lehrern der Freien Waldorfschule in Stuttgart, GA 300 I

Jaap Van der Wal / Michaela Glöckler, Dynamische Morphologie und Entwicklung der menschlichen Gestalt, Dornach 2016

John A. Wheeler, Gravitation und Raumzeit. Die vierdimensionale Ereigniswelt der Relativitätstheorie; Heidelberg-Berlin 1992

Norbert Wiener, The Human Use of Human Beings, Boston 1954

Ziele, Regeln und Behandlungsstrategien

Hans Georg Brecklinghaus, Rolfing - Strukturelle Integration Was die Methode kann, wie sie wirkt und wem sie hilft, Freiburg 2022

The Gentry Notes on „Postural Integrity". An early version of the Ten Series, Introduction: *Szaja Gottlieb* und *Anne Hoff*, in: Structure-Function-Integration, März 2019

Jeff Maitland, The Principles of Holistic Intervention, in: IASI Yearbook 2004

Tom Myers, Structural Integration – developments in Ida Rolf's Recipe, in: Journal of Bodywork and Movement Therapies 2004/8

Ron Kurtz / Hector Prestera, Botschaften des Körpers. Bodyreading: ein illustrierter Leitfaden, München 1979

Erich Rauch, Lehrbuch der Diagnostik und Therapie nach F.X. Mayr, Heidelberg 1999

Ida Rolf, Dynamic Process Integrity, 1954, in: Structure, Function, Integration, July 2019

Peter Schwind, Alles im Lot. Eine Einführung in die Rolfing-Methode, München 2001

Ida Rolf

Ernst Benz, Emanuel Swedenborg, München 1946

S.I. Hayakawa, Sprache im Denken und Handeln. Allgemeine Semantik, Darmstadt 1976

Hans Georg Brecklinghaus, Die Menschen sind erwacht, du hast sie aufgerichtet. Körperstruktur und Menschenbild in der Kunst des Alten Ägypten und heute, Freiburg 2002

European Guild For Structural Integration, Structural Integration. The Basic Series in All Its Abundance, 2021

Rosemary Feitis / Louis Schultz (Hrsg.), Remembering Ida Rolf, Berkeley 1996

David B. Fuller, Osteopathie und Swedenborg, Pähl 2013

Alfred Korzybski, Science and Sanity, Englewood (USA) 1994

Ida Rolf, The Integration Of Human Structures, Santa Monica (CA) 1977; deutsch: Rolfing Strukturelle Integration. Wandel und Gleichgewicht der Körperstruktur, München 1997

Ida Rolf, An Excerpt from an early manuscript of *Ida Rolf*'s book, in: Structural Integration, Dezember 2002

Ida Rolf (Hrsg. Rosemary Feitis), Ida Rolf Talks About Rolfing and Physical Reality, New York 1978; deutsch: Rolfing im Überblick. Physische Wirklichkeit und der Weg zu innerem Gleichgewicht, Paderborn 1993

Ida Rolf, Dynamic Process Integrity, 1954, in: Structure, Function, Integration, Juli 2019

Ida Rolf, Postural Release, 1957, in: Structural Integration, Autumn 2001

Ida Rolf, Rolfing Structural Integration. Gravity: An Unexplored Factor In A More Human Use of Human Beings, 1962

Ida Rolf, An Appreciation for Isabell Biddl, 1966, in: Structural Integration, June 2005

Ida Rolf, Exercise, in: Bulletin of Structural Integration, Vol.I, No.2, Spring 1969

Ida Rolf, Tonaufnahmen 1971-1979 (Ausbildungsklassen, Vorträge, Interviews)

Ida Rolf, Structural Integration. A contribution to the Understanding of Stress, in: Confin. psychiat. 16: 69-79, 1973

Ida Rolf, An Introduction to the Course "Structural Integration and the open universe", University of California, Sept. 24, 1974

Ida Rolf, Annual Meeting Message 1976, in: Bulletin of Structural Integration, Vol.5, No.4, December 1976

Ida Rolf, The vertical - Experiential Side to Human Potential, 1977

Ida Rolf, What is Rolfing about?, in: Bulletin of Structural Integration, Vol.6/No.2, October 1977

Ida Rolf, Structure - a new factor in understanding the human condition, 10.Juni 1978 at the "Explorers of Human Kind Conference"

Ida Rolf, Rolfing als Strukturelle Integration, in: Integrative Therapie 1/78 (deutsch)

Ida Rolf, For the Public Good, in: Rolf Lines, Winter 1992

Ida Rolf, Address to the Rolf Institute at the Annual Meeting 1974, in: Structural Integration, June 2003

Ida Rolf, Center for the healing arts lecture, presented July 19, 1975, in: Rolf Lines, December 1995

Anhang

Begriffserklärungen

- *Actin* = Protein, das Mikrofilamente formt, welche eine Menge von Funktionen haben (regulieren Kontraktionsfähigkeit, Motilität, Cytokinese, Adhäsionen, Zellmorphologie usw.)
- *Elastin* = Skleroprotein, das essentiell das elastische Bindegewebe ausmacht. Wenn feucht, ist es flexibel und elastisch.
- *Interstitialflüssigkeit* = extrazelluläre Flüssigkeit zwischen den meisten Zellarten (aber nicht im Blut oder der Lymphe). Sie geht nicht durch Zellen hindurch. Sie bildet sich durch Filterung in den Blutkapillaren und fließt ab als Lymphe.
- *Kollagen* = Protein, das eine Komponente der Faszien ist. Es gibt den Faszien Stärke und Flexibilität. Es gibt 14 verschiedene Typen, jede ist zusammengesetzt aus tropokollagenen Einheiten, die eine gemeinsame dreifache Spiralform (Helix) bilden.
- *Fibroblasten* (Hauptzelltyp der Faszien) = Sie differenzieren sich aus in Chondroblasten, Kollagenoblasten und Osteoblasten sowie in Myofibroblasten.
- *Kollagenoblasten* = gereifte Fibroblasten, die bei der Produktion von Kollagen beteiligt sind.
- *Myofibroblasten* = Sie kombinieren die Eigenschaften von Fibroblasten und glatten Muskelzellen. Sie haben eine sehr hohe Kontraktionsfähigkeit, höher als Fibroblasten.
- *Endomysium* = Faszienschicht um einzelne Muskelfasern.
- *Perimysium* = Faszienmembrane um Faszienbündel (Summe von einzelnen Muskelfasern)
- *Endoneurium* = innerste Faszienschicht eines peripheren Nervs, also um jede Nervenfaser.
- *Perineurium* = Faszienmembrane um Nervenbündel (Summe von einzelnen Nervenfasern).
- *Epineurium* = äußerste Faszienschicht eines peripheren Nervs, umgibt also den ganzen Nerv.
- *Retikuläre Fasern* = Bestimmter Kollagentyp, der einen retikulären Rahmen bildet von Lymph- und Myeloidgewebe. Kommt auch im interstitiellen Gewebe von Drüsen, Haut usw. vor.

- *Retinaculum* = verdicktes Faszienband, das ein Organ oder Gewebe am Platz hält.
- *Oberflächenfaszie* = Loses Bindegewebe und Fett unter der Haut. Außerdem umkleidet es Organe und Drüsen sowie neurovaskuläre Bündel.
- *Tiefe Faszie* = dicht-fibröse Faszie, welche Muskeln, Knochen, Nerven und Blutgefäße durchzieht und umgibt.
- *Mechanotransduktion* = Mechanismus, durch den Zellen mechanische Stimuli in chemische Aktivität umwandeln.

Nachweis der Abbildungen

Hans Georg Brecklinghaus: 2.1 rechts, 2.2, 2.6, 2.7, 2.8, 2.9, 2.10, 2.11

Dr. Ida Rolf Institute: 1.8

Hans Flury: 1.4

Siegfried Mollier: 1.2

Tom Myers: 2.4, 2.5, 2.12, 2.13

James L. Oschman: 1.6

Ron Thompson: 3.1, 3.15

Wir haben uns bemüht, alle Urheber zu finden, was aber nicht in jedem Fall möglich war.

Elemente einer ersten Strukturanalyse

(siehe auch Handbuch 2)

1. Geht es eher um Integration oder Differenzierung (Ist die Struktur eher *unverbunden* oder *komprimiert*)?

2. Ist die Struktur gegenüber der Schwerkraft eher *kollabiert* oder *überstreckt*?

3. *Vorn-Hinten*-Gleichgewicht
   - *Verschiebungen, Kippungen, Rotationen von Segmenten* im Verhältnis zueinander und in ihrer Wirkung auf den Gesamtkörper in der Schwerkraft
   - Wo sind die *primären Verkürzungen (locked short)* in Bezug auf die festgestellten räumlichen Beziehungen der Segmente zueinander?
   - Was ist der *„Haupthebe"* zur Verbesserung der Struktur?

4. *Rechts-Links*-Gleichgewicht
   - *Verschiebungen, Kippungen, Rotationen von Segmenten* im Verhältnis zueinander u. in ihrer Wirkung auf den Gesamtkörper in der Schwerkraft
   - Wo sind die *primären Verkürzungen (locked short)* in Bezug auf die festgestellten räumlichen Beziehungen der Segmente zueinander?

5. Wie hängen 3. und 4. zusammen? (Spiral-Ketten-Zusammenhänge)

6. Liegen die Verkürzungen jeweils eher in äußeren oder in tieferen Schichten?

7. Gibt es inkongruente Muster? (z.B.: innenrotierter Schultergürtel, außenrotierte Beine; innenrotierter Oberschenkel, außenrotierter Unterschenkel; LWS posterior, L 5 anterior)

Elemente einer ersten Ganganalyse

(siehe auch Handbuch 1)

1. In welchen Regionen ist kaum/keine Bewegung?
   - Kopf?
   - WS-Abschnitte?
   - Schultern, Arme und Unterarme?
   - Becken?
2. Orientiert sich der Körper eher nach unten oder nach oben?
3. Kopfhaltung, Dominanz des Blicks beziehungsweise der Aufmerksamkeit: innen-unten oder Raum-oben?
4. Wenden: welches Segment führt (Kopf, Schultern, Becken, Füße)?
5. Vorn-hinten Gewichtsverteilung
   - Oberkörper hinter den Beinen?
   - Oberkörper vor den Beinen?
6. Seite-Seite Gewichtsverteilung
   - Schwankender Rumpf?
   - Kontralaterale Armbewegungen?
   - Körper zu einer Seite geneigt?
7. Bewegungsdominanz
   - Rotiert das Becken um die Vertikalachse?
   - Knie-Storchengang?
   - Werden die Füße nach vorn geworfen?
8. Außen- oder Innenrotation von Beinen und/oder Füßen? X-Beine, O-Beine?
9. Qualität des Abrollens der Füße
   - Ganzfuß-Gang?
   - Fersengang?
   - Ballengang?
   - Gewicht auf der Außenkante oder der Innenkante des Fußes?

Infoblätter für Klient(inn)en

Vor den zehn Grundsitzungen

Sie können vor dem Beginn der Sitzungsserie Ihr Gewicht und Ihre Größe messen. Während der Zeit der Sitzungen mag es eine Hilfe sein, Tagebuch zu führen über Ihre Erfahrungen.

- *Einige Stunden vor jeder Sitzung sollten Sie nur noch Leichtes essen. Trinken Sie viel in den Tagen zwischen den Sitzungen, vor allem nach den ersten beiden Sitzungen.*
- *Nehmen Sie nur ärztlich verordnete Medikamente oder Drogen.*
- *In der Nacht vor jeder Sitzung ausreichend lange schlafen.*
- *Wenn Sie Sport oder eine andere fordernde Körperarbeit betreiben (Tanz etc.), sollten Sie in der Zeit Ihrer Strukturellen Integration nicht bis an die Grenzen der Belastbarkeit gehen, sich stets gut aufwärmen und noch etwas achtsamer als sonst mit sich umgehen.*

Es gibt verschiedene Wege, den Teil des Körpers zu „öffnen", an dem wir gerade arbeiten. Halten Sie Ihre Aufmerksamkeit in dieser Körpergegend. Manchmal - auch wenn Sie Schmerz empfinden - sind bildliche Vorstellungen hilfreich. Zum Beispiel können Sie sich das Bild einer sich öffnenden Blume vorstellen. Oder Sie stellen sich meine Hand als hilfreichen Freund vor, den Sie willkommen heißen. Oder Sie finden ein eigenes Bild. Atmen Sie in die entsprechenden Körperzonen. Wenn möglich sollten Sie mit Ihrer Bewusstheit dabeibleiben und für alle Gedanken, Bilder, Gefühle und Empfindungen offen sein, die sich einstellen mögen.

Lassen Sie sich nach jeder Sitzung etwas Zeit, damit Körper und Geist ein wenig nachspüren können. Ein Spaziergang ist optimal. Gefühlswelt und Körperempfindungen brauchen Zeit zum Verarbeiten, bevor Sie sich wieder mit Arbeit, Autofahren, Sport usw. beschäftigen. Ein warmes Bad am Abend nach einer Sitzung ist oft sehr angenehm.

Nach den Sitzungen können unterschiedliche Gefühle seelischer Art für einen oder mehrere Tage auftreten. Nehmen Sie diese an, begleiten Sie sie mit Ihrer Aufmerksamkeit, lassen Sie sie geschehen. Sie sind Teil der Auflösung alter Spannungen und Muster. Es kann sein, dass verstärkt Träume auftreten; ein Zeichen, dass sich auch psychisch etwas bewegt.

Wenn Sie mehr Energie und Bewegungsdrang verspüren, gehen Sie mit diesem Körperbedürfnis: Tanzen ist beispielsweise ein hervorragender Weg, den Körper sich selbst entdecken zu lassen, Schwimmen und Langlaufski sind Sportarten, die alle Muskeln des Körpers gleichmäßig aktivieren. Umgekehrt kann ein größeres Schlafbedürfnis auftreten. Auch dem sollten Sie nachkommen. Der Organismus benötigt Energie zum Verarbeiten der Impulse, welche die Strukturelle Integration auf vielen Ebenen (Nervensystem, Stoffwechsel, Gewebeumbau) gibt. Möglicherweise haben Sie auch ein Nachhol-bedürfnis nach Ruhe.

Hören Sie auch sonst auf Ihren Körper und seine Signale. Unterbrechen Sie z.B. lange Sitzperioden mit kleinen Bewegungen. Wenn Sie merken, dass Sie die Schultern hochziehen oder den Bauch einziehen - und Sie werden das eher und deutlicher als vor der Strukturellen Integration spüren -, erlauben Sie sich, loszulassen und in eine natürliche und angenehme Position zurückzukehren. Wenn Sie bei Bewegungen Verspannungen wahrnehmen, beobachten Sie sich selbst: Verdrehen Sie sich gerade unnötig, während Sie etwas aus dem Regal nehmen? Oder Sie haben Kopfschmerz: Was macht Ihnen gerade in Ihrem Leben Kopf-Zerbrechen? ...

Es kann sein, dass Veränderungen, die sie nach einer Sitzung sehr klar spürten, nach einigen Tagen nicht mehr so deutlich wahrnehmbar sind. Sie sind jedoch noch da! Ihr Körper hat sich einfach daran gewöhnt und sie integriert. Es werden - meist „unangemeldet" - immer wieder Momente und Zeiten kommen, in denen Sie sich der Veränderungen - Leichtigkeit, Flüssigkeit, mehr Bewegungsspielraum, Energie usw. - mehr gewahr sind. Das kann beim Spaziergang geschehen, beim Tanzen, bei der Arbeit, im Urlaub usw.

Manchmal werden Sie sich auch in „alten" Gewohnheiten oder Haltungen wiederfinden. Seien Sie sich dessen einfach gewahr. Sie haben jetzt Alternativen dazu. Erleben Sie sich selbst, während Sie zwischen alten und neuen Möglichkeiten der Art von Bewegungsabläufen hin und her gehen. Nach und nach wird das Neue gewohnter werden.

Nutzen Sie diese Hinweise wie eine Landkarte, mit der Sie *Ihren* Weg eigener Erfahrungen gehen.

Nach den zehn Grundsitzungen - ein offenes Ende

Die nun folgenden Monate wird Ihr Organismus nutzen, um das Erreichte weiter zu verarbeiten und zu integrieren. Das dreidimensionale Netzwerk des Bindegewebes wird sich weiter umbauen entsprechend der veränderten Körperstruktur und neuer Bewegungsmuster, die sich entwickeln. Bleiben Sie also *aufmerksam* für Veränderungen körperlicher wie seelischer Natur, die sich weiterhin einstellen mögen.

Experimentieren Sie mit den alten und neuen Arten des Stehens, Gehens, Sitzens, Bückens usw., die Sie während der Grundsitzungen wahrgenommen und erfahren haben. Denken Sie daran: Es geht nicht um zwanghaftes Einüben neuer Körperhaltungen, sondern um spielerisches „Dranbleiben". Bewusste Wahrnehmung dessen, *wie* Sie sich im Alltag bewegen und das geduldige *Hineinspüren* in alte wie neue Muster von Bewegung sind optimal für die Dauerhaftigkeit von Veränderung.

Selbstverständlich gibt es die Möglichkeit weiterer Sitzungen. Abgesehen von akuten Anlässen sollten Sie damit aber etwa ein halbes Jahr warten, das Sie zur Integration der bisherigen Sitzungen brauchen.

Durch eine oder mehrere Nach- oder fortgeschrittene Sitzungen können die gemachten Erfahrungen und erreichten *Ergebnisse* gefestigt *bzw. aufgefrischt* werden. Darüber hinaus lässt sich *an Problemen weiterarbeiten,* die in der Grundserie und danach noch nicht oder nur zum Teil lösbar waren.

Auch spezielle Rolf-Movement-Sitzungen zur weiteren Vertiefung und Verfeinerung von alternativen Formen der *Bewegung im Alltag* sind möglich. Falls Sie einmal durch *Krankheit, Unfall, Operation* oder *seelische Belastung* ein Stück weit aus dem Gleichgewicht geraten, sind einige Sitzungen sinnvoll, um strukturelle oder Bewegungsprobleme (Schonhaltung) aufzuarbeiten.

Weitere Bücher des Autors

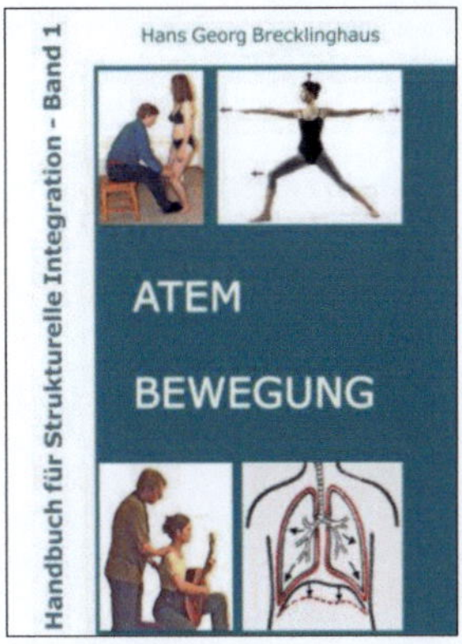

Hans Georg Brecklinghaus

Handbuch
für Strukturelle Integration
Band 1
Atem; Bewegung

410 Seiten, 232 Abb.

Lebenshaus Verlag

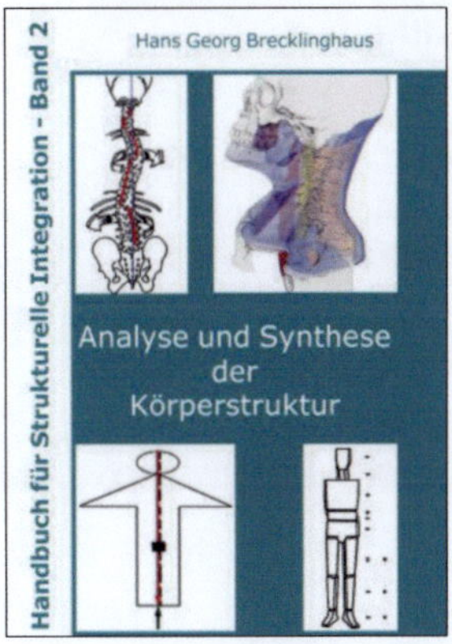

Hans Georg Brecklinghaus

Handbuch
für Strukturelle Integration
Band 2
Analyse und Synthese
der Körperstruktur

316 Seiten, 137 Abb.

Lebenshaus Verlag

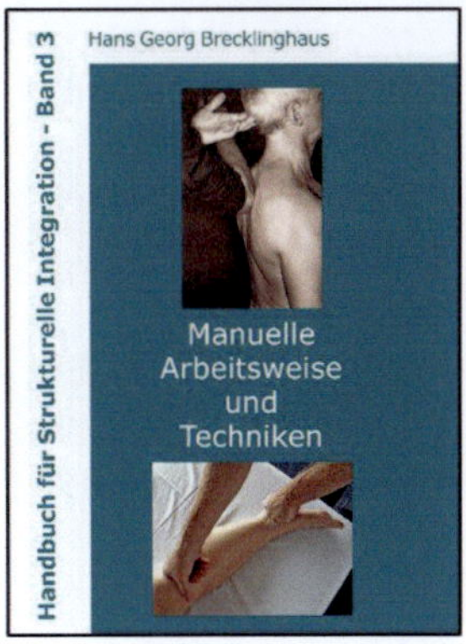

Hans Georg Brecklinghaus

Handbuch
für Strukturelle Integration
Band 3
Manuelle Arbeitsweise
und Techniken

320 Seiten, 427 Abb.

Lebenshaus Verlag

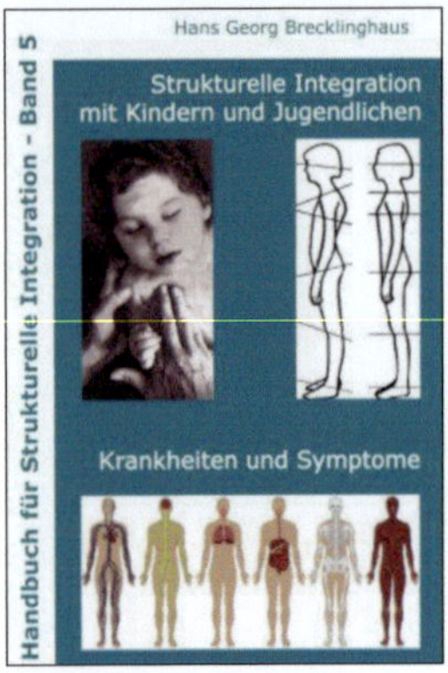

Hans Georg Brecklinghaus

Handbuch
für Strukturelle Integration
Band 5

188 S., 14 Abb.

Lebenshaus Verlag

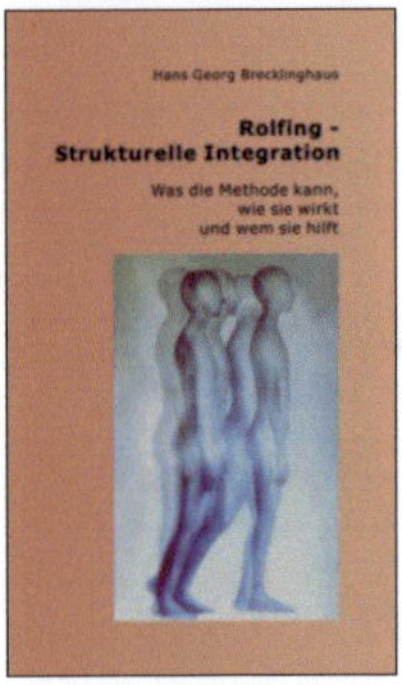

Hans Georg Brecklinghaus

Rolfing - Strukturelle Integration
Was die Methode kann, wie sie wirkt
und wem sie hilft

152 S., 45 Abb.

Lebenshaus Verlag

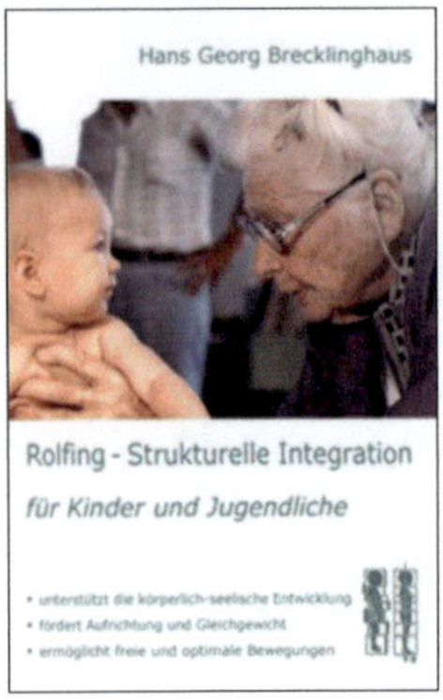

Hans Georg Brecklinghaus

Rolfing - Strukturelle Integration
für Kinder und Jugendliche

120 S., 38 Abb.

Lebenshaus Verlag

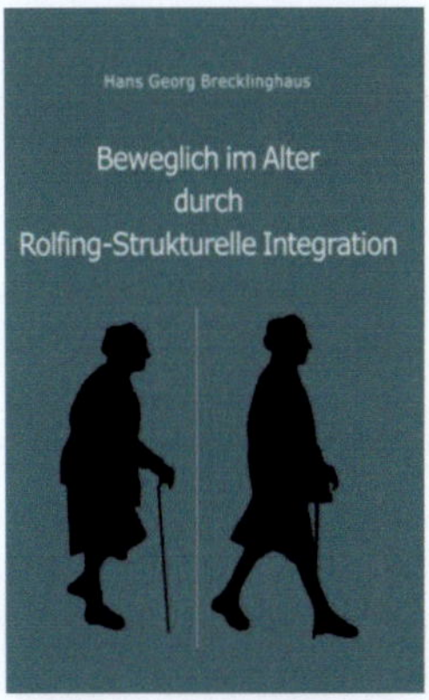

Hans Georg Brecklinghaus

Beweglich im Alter durch Rolfing - Strukturelle Integration

127 S., 45 Abb.
Lebenshaus Verlag

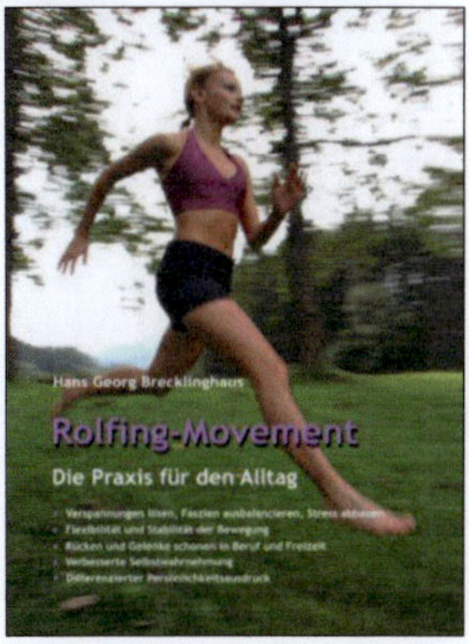

Hans Georg Brecklinghaus

Rolfing-Movement
Die Praxis für den Alltag

326 S., 233 Abb.
Lebenshaus Verlag

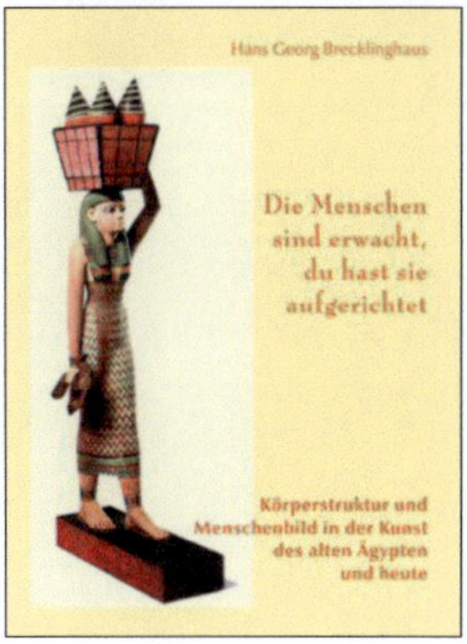

Hans Georg Brecklinghaus

Die Menschen sind erwacht, du hast sie aufgerichtet
Körperstruktur und Menschenbild in der Kunst des alten Ägypten und heute

376 S., 109 Abb.
Lebenshaus Verlag